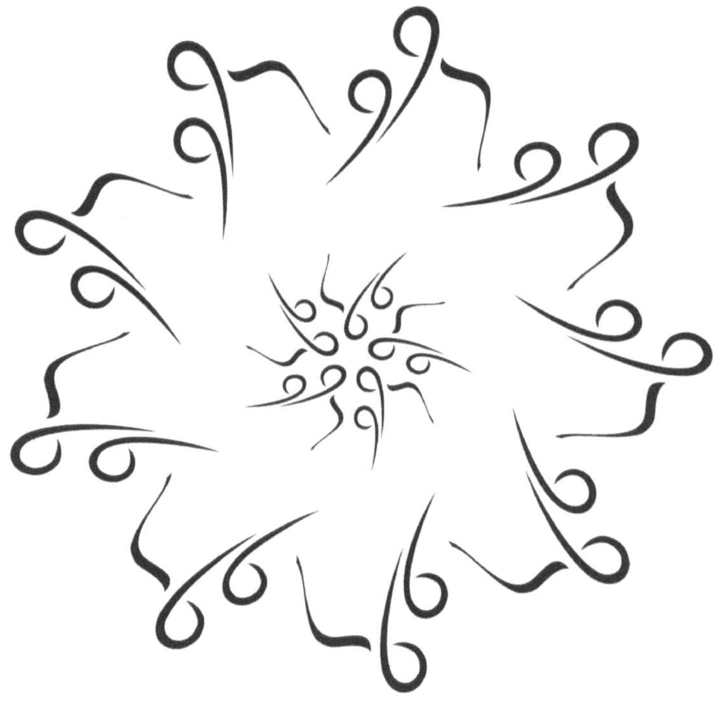

Orchideen - Verbundenheit des Inneren Kindes

ISBN 978-3-946812-11-1

Alle Informationen dienen der spielerischen Selbsterfahrung. Sie wurden nach bestem Wissen und Gewissen erarbeitet. Diagnose und Behandlung von Erkrankungen gehören in die Hände eines Arztes/Therapeuten! Für Nachteile und Schäden, die durch die Benutzung des Buches und der Kartensets entstehen könnten, wird vom Verlag keine Haftung übernommen.

Inhalt

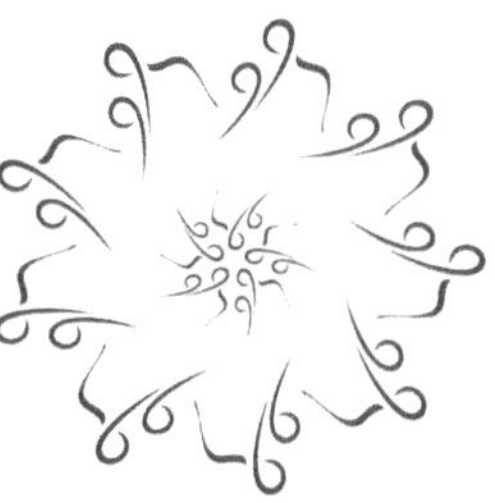

Einführung

Was ist Seelenhomöopathie?

In der Seelenhomöopathie gehen wir davon aus, dass unsere sichtbare und direkt erfahrbare Welt lediglich der feststoffliche Anteil der Wirklichkeit ist. Gleich einem hörbaren Ton enthält alles, was ist, auch noch Obertöne und Untertöne, die wir selbstverständlich auch wahrnehmen, die uns aber selten zu Bewusstsein kommen.

Die sogenannte westliche Welt, also unsere abendländische Kulturentwicklung, hat über die vergangenen Jahrhunderte hinweg einen Weg beschritten, der die Existenz feinstofflicher Energien immer mehr abgelehnt und negiert hat, bis wir heute vor dem Phänomen stehen, dass die „Allgemeinheit" geneigt ist, alles für inexistent zu erklären, was nicht mit den derzeit zur Verfügung stehenden Methoden gemessen/bewiesen werden kann. Gleichzeitig entsteht aber sowohl in der Wissenschaft wie auch bei der suchenden Bevölkerung ein immer breiteres Verständnis für Energien und Phänomene, die jenseits der zur Zeit „beweisbaren" Ergebnisse liegen.

Die Medizin hat sich in den letzten Jahren zu einem Schlachtfeld dieses Themas entwickelt. Über religiös-spirituell von einem Kirchendogma abweichende Meinungen, wie in den vergangenen Jahrhunderten geschehen, regt sich heutzutage niemand mehr auf.
Mit der Entwicklung der Medizin seit dem 19. Jahrhundert sind segenbringende Schritte zur Gesundung der Allgemeinheit geschehen. Bewusstsein für Hygiene spielte dabei eine wichtige Rolle. Heute sind uns Kanalisation und saubere Lebensmittel (meistens) selbstverständlich. Aber die Angst vor großen Seuchen nimmt wieder zu. Die Idee, dass man sogenannte „Erreger" nur ausrotten muss, um bestimmte Krankheiten auszuschalten, hat sich nicht wirklich bewahrheitet. Diese Ansicht stammt aus kolonialistischen Zeiten mit einem Weltbild, dass uns bis heute Vernichtungskriege beschert, sowohl im menschlichen Körper wie im Erdkörper.

In allen Weltkulturen außer der abendländischen seit der „Aufklärung" gibt es einen Zugang und Beschreibungen der anderen Seite der Wirklichkeit. Je nach Kultur unterscheiden sich die Darstellungen, aber der gemeinsame Nenner ist stets die Existenz geistiger Welten, mit denen man im Austausch steht. Dieser sogenannte Aberglaube wurde und wird bei uns verteufelt - und in der Medizin mit einer Vehemenz, die Erinnerungen an ganz alte Zeiten der Verfolgung wachwerden lässt. Hier ist viel Angst im Spiel, auf beiden Seiten.

Es hat auch bei uns immer Mediziner gegeben, die nach Zugang zur anderen Seite der Wirklichkeit gesucht haben - und auch gefunden haben. Die Erfahrung, dass niemand so genau sagen kann, wie Heilung zustande kommt und warum bestimmte Dinge beim einen heilend sind und beim anderen gar nicht, lässt einen Heiler/eine Heilerin nicht kalt! Der Drang zu helfen und zu verstehen lässt sie schon immer bestehende Grenzen/Dogmen suchend überschreiten.

Samuel Hahnemann war so ein Mediziner. Im ausgehenden 18. und frühen 19. Jahrhundert entwickelte er unter großen persönlichen Opfern seine Einsichten in die Wirkkraft verschiedener Substanzen. Die entscheidende Erkenntnis war, dass eine Substanz umso stärker in einen Organismus eingreift, desto weniger man von ihr verwendet, wenn sie vorher unter rhythmischem Verreiben „entstofflicht" wurde. Damit hat Hahnemann die unstoffliche Seite der Wirklichkeit greifbar gemacht. Seitdem gibt es diese Methode, die geistige Essenz aus einer beliebigen Substanz herauszuarbeiten. Die Obertöne wurden beschreibbar! Immer noch existiert allerdings das Phänomen, dass nicht alles bei jedem die gleiche Wirkung entfaltet. Ein weiterer Beweis dafür, dass es beim Thema Heilung um die Interaktion von Mensch und Substanz geht, nicht um Kochrezepte zur Beseitigung von Beschwerden.
Inzwischen wissen wir, dass bereits die Beschäftigung mit Informationen beim Lesenden/Wahrnehmenden eine Reaktion oder Resonanz im Organismus hervorruft. Die Selbstheilungskräfte einer Person sind in der Lage, entscheidende Veränderungen herbeizuführen, wenn die Kernkonflikte und Irrtümer erlöst und bewegt werden. Dadurch erübrigen sich andere heilkundliche Anwendungen nicht - im Gegenteil werden sie vielleicht erst jetzt ihre volle Wirkung entfalten können.

Die Homöopathie hat also eine Beschreibung der feinstofflichen Wirkaspekte einer Substanz geschaffen. Zu Beginn ging es dabei um körperliche Symptome, schnell bekamen aber auch Stimmungen und seelische Konflikte Beachtung. Bestimmte Mittel sind aber so komplex, dass deren Beschreibungen auch von

den unerlösten Projektionen der damaligen Prüfer überschattet wurden.
Es kann regelrecht peinlich sein, mit einer dieser Beschreibungen in Verbindung gebracht zu werden. Auch sind sie großenteils in einem patriarchalen Stil des 19./20. Jahrhunderts verfasst, geprägt von einem heute veralteten Menschenbild. Das befriedigte uns nicht!
Zutiefst davon überzeugt, dass alles, was hier existiert, einen unerlösten und einen erlösten Zustand darstellen kann, machten wir uns auf die Suche nach der Kernaussage, die in einer Substanz verborgen liegt. Welcher Lebensbereich wird von der Summe der Symptome dargestellt? Es gestaltete sich ein zeit-räumliches Bezugssystem, welches wir als Neunerfeld bezeichnen.

Eine weitere wichtige Erfahrung von uns ist, dass wir die ursprüngliche Vermutung Hahnemanns, mit genau einem Mittel alles auf einmal zu heilen, nicht teilen können. Es kann nach unserer Erfahrung erst in der Zusammenarbeit einiger Mittel die Komplexität eines Krankheitsgeschehens berührt werden. Man kann - vor allem mit hohen Potenzen - den festgefahrenen Zuständen des Energiekörpers einer Person wichtige und entscheidende Hinweise geben. Das „Similia similibus curentur", also das Heilen durch Ähnlichkeit muss sich den komplexen Zuständen unserer Gegenwart und dem modernen Menschen anpassen.

Bleibt nun noch die Frage, was wir unter Heilung verstehen. Der Mensch ist aus verschiedenen energetischen Schichten aufgebaut. Die physisch greifbare Schicht ist sehr gut erforscht und es gibt eine große Menge Heilmittel dafür. Wäre diese Ebene unsere einzige Lebenswirklichkeit, kämen wir mit den vorhandenen Medikamenten bestens zurecht, die „Körpermaschine" könnte gut repariert werden.
Aber in den vitalen Energiebahnen der Meridiane breiten sich die Gefühle aus, die wir geerbt haben oder mitgebracht haben oder die sich seit dem Beginn unserer jetzigen Existenz angehäuft haben. Dadurch werden die Körperstrukturen mit negativen Energien geflutet. Bevor diese Gefühle nicht erkannt/erlöst/befreit werden, können Medikamente jeder Art nicht dauerhaft helfen.

Indem wir Verhältnisse und Zustände verstehen, benennen und wieder fühlen können, immer wieder aufs Neue, begreifen wir destruktive Abhängigkeiten, Fehlschlüsse und Verhaltensweisen, die aus der Vermeidung von Schmerz resultieren. Diese Erklärungen können wir unbewusst in Form von Medizin/homöopathischen Mitteln zu uns nehmen (was in Form einer Erstverschlimmerung durch den Erkenntnisschreck manchmal recht unbequem sein kann) oder aber durch Lesen und Gespräch in kontrolliertem Eigentempo.

Diese Form haben wir sehr zu schätzen gelernt. Jeder Mensch nimmt sich die zur Zeit für ihn passende Menge an Information. Die volle Fülle schwingt natürlich immer mit, alles Berührbare wird berührt werden.
Heilung gestaltet sich also für jeden Menschen in seinem eigenen Tempo und oft müssen sehr komplexe Zusammenhänge und Abhängigkeiten dafür verstanden werden.

Es entstanden die seelenhomöopathischen Karten, auf denen die unerlösten Zustände einer Substanz schlagwortartig präsentiert werden - gefolgt von einem allgemein gehaltenen und die Seele inspirierenden Lösungsweg. Durch das Lesen und Bedenken dieser Beschreibungen im Kontext einer Frage oder Beschwerde bekommt man Hinweise auf Zusammenhänge, die im feinstofflichen Raum rund um das Thema verankert sind. Es entstehen sofort Anstöße zu einer neuartigen Auseinandersetzung mit dem Problem.
Jeder Mensch kann diese Karten benutzen, es braucht nicht zwangsläufig einen Therapeuten. Die Berührung durch das Wort findet in Eigenregie statt. Therapeutisches Gespräch ist dadurch nicht ausgeschlossen und selbstverständlich zusätzlich hilfreich.

Die Ausführungen in diesem Buch über die Orchideen bauen auf den Aussagen dieser Karten auf, stellen aber großräumige Erklärungen und ahnenmedizinische Herleitungen dar.
Die von der jeweiligen Orchidee berührten Emotionen und Verhältnisse werden stichpunktartig dem Text vorangestellt. Ein möglicher Lösungsweg beendet die Besprechung, es schließt sich ein botanischer Überblick an.
Die Zuordnung einer Orchidee in die unterschiedlichen Lebensfelder entsteht aus der Möglichkeit, mit den Karten des Kartensets verschiedene Legemöglichkeiten auszuführen.
Zum Verständnis des seelenhomöopathischen Ausdrucks ist es nicht notwendig, dies zu tun. Es ist lediglich ein weiteres Werkzeug zum Verstehen der verschiedenen Einflüsse, die bei einem Thema auf uns einwirken.

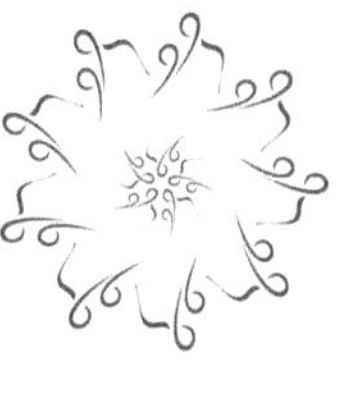

Ahnenmedizin und die neun Lebensfelder

Die Ahnenmedizin - so wie wir sie verstehen - beruht auf der Annahme, dass in unserem Erbgut prinzipiell alle Erfahrungen der beteiligten Menschen gespeichert sind. Jede sich inkarnierende Seele bedient sich aus diesem Erfahrungspool, um ihre Aufgaben und Themen zu gestalten. Dabei werden selbstverständlich auch die ungelösten Fragen und Themen gestaltet.
Diese wollen wir erleben, weil es eben diese sind, die uns in unserer Entwicklung bremsen.
In jeder schwierigen Lebenssituation, Krankheit oder Stagnation stecken Erfahrungen, die noch nicht wahrgenommen wurden.
„Wahr"-genommen, welch treffendes Wort.
Allerdings sind die Gründe für diese Nicht-Wahrnehmung extrem vielfältig und wahrscheinlich so individuell wie der Mensch selbst. Der gemeinsame Nenner ist aber oft Schmerz. Körperlicher Schmerz ist dabei nur eine von vielen Formen. In immer feineren Schwingungsgraden begleitet uns Schmerz bis in die subtilsten Sphären unserer Trennung von der Seelenheimat. Dazwischen gestalten sich Schicksale.

Um eine komplexe Situation verstehen zu können, reicht es nicht aus, eine einzige Ursache oder einen einzigen Anker in der Vergangenheit zu finden. Es ist stets ein Geflecht - zieht man an einer Stelle, zwickt es an einer ganz unerwartet anderen.
Ein Weg, mit dieser Komplexität umzugehen, ist in der Ahnenmedizin folgender:

Ein aktuelles Problem, die derzeitige Frage, stellt den Kernkonflikt dar. Es gibt hier ein Thema, dass sich als Grundton aller übrigen Aspekte benennen lässt. Diese Kernkonflikte werden in der Ahnenmedizin von den Schlangen (Makrokosmos) und den Giftpflanzen (Mikrokosmos) repräsentiert.

Rund um diesen Kernkonflikt gruppieren sich nun Aspekte der menschlichen Persönlichkeit.
Manche von diesen Aspekten sind in der Gegenwart entstanden, manche bringt man individuell aus seiner Seelenvergangenheit mit und manche entstehen aus dem Erbgut mit den Informationen der Ahnen.

- Die Seelenebene stellt den (mitgebrachten) Erfahrungshorizont der jetzt lebenden Person dar.
- Die Ahnenebene stellt die Einflüsse aus dem männlichen und weiblichen Ahnenfeld dar.
- Die persönliche Ebene ist der Ausdruck im Hier und Jetzt, die Art, wie man sich im Leben bewegt.

Ein Kernkonflikt wird also von allen Seiten „gestaltet" und beeinflusst.

In diesem Buch befassen wir uns mit Orchideen und der Verbundenheit zu verdrängten Gefühlen, die in einem Konflikt verpackt sein können.
Die Persönliche Ebene ist das Feld der Gegenwart. Hier handle ich mit den Gefühlen und dem Wissen, die mir aktuell zur Verfügung stehen. Ich beurteile Situationen aufgrund der Meinungen, die ich darauf aufbaue.

Es wird für jede Orchidee eine Leitlinie gegeben, anhand derer die aufgezählten Themen und Gefühle entschlüsselt werden können. Der gemeinsame Nenner verweist auf die Art der Verbundenheit.
Es ist ein Thema, welches bisher wahrscheinlich gar nicht in eigene Überlegungen einfließt. Man sieht den Wald vor lauter Bäumen nicht - hier passt dieses Sprichwort tatsächlich. Sei es, dass man ein eigenes Erlebnis oder eine dauerhafte Belastung ausblendet, weil keine Lösung zu spüren ist. Oder sei es eine weitergereichte Erfahrung, die sich im epigenetischen Erbgut eingeprägt hat und dem Bewusstsein als Realität „verkauft" wird. Oder sei es die wiederholte Aufgabe des eigenen Seelenwegs, an der man gerne vorbeigehen würde. Im Thema der Orchidee sind verborgene Verbundenheiten zu finden.
Eine befreite Form der Verbundenheit wird bereits in der Überschrift angedeutet.

Wenn man mit dem Kartenset Makrokosmos arbeitet, besteht die Möglichkeit, alle neun Felder mit verschiedenen Karten zu belegen. In diesem Fall ist es möglich, dass eine Orchideenkarte in einem anderen Lebensfeld zu liegen kommt. Das verändert die Auslegung natürlich ein wenig. Es macht einen Unterschied, ob die persönliche Ebene mit Verbundenheiten beschäftigt ist oder ob aus der Ahnenebene oder der Seelenebene ein Bedürfnis nach Darstellung (zum Thema der Frage) besteht.

Wenn man ohne Kenntnis des Kartensets dieses Buch liest, kann man sich von den Erklärungen an die Hand nehmen lassen und die eigene Lebensgeschichte auf alte Seelenthemen untersuchen. Wie ist man zu dem geworden, was man jetzt ist? Welche Heilkraft steckt in einer seelenhomöopathischen Orchidee?

Die 9 Lebensfelder im Überblick

Wo ist die innere Freiheit blockiert? **Freiheit**	Der blinde Fleck. Was ist nicht verbunden? **Verbundenheit**	Wie ist das Selbstvertrauen geschwächt? **Selbstvertrauen**
Wie geht es der inneren Führungskraft? **Ahnenfeld männlich**	Einblick in den Kern des Konfliktes. **Torwächter**	Wie geht es der inneren Versorgung? **Ahnenfeld weiblich**
Der Focus der Seelenaufgabe **Seelenebene Zeit**	Die Entfaltung der Seelenaufgabe **Seelenebene Wesen**	Der Raum der Seelenaufgabe **Seelenebene Raum**

Orchideen

Der Name „Orchidee" leitet sich aus dem griechischen Wort „Orchis" her, was deutsch „Hoden" heißt.
Diese Bezeichnung wurde im griechischen Altertum für die Knabenkräuter gewählt, deren paarige eirunde Überdauerungsorgane durchaus äußerliche Ähnlichkeiten mit dem männlichen Samenspeicher haben.
Im Mittelmeerraum werden bis heute die verschrumpelten, abgestorbenen Knollen in ein Pulver namens Salep verwandelt. Es wird als stärkendes Getränk oder zur Aromatisierung von Speiseeis verwendet.
In Westeuropa ist die Verwendung verboten aufgrund der allgemeinen Gefährdung der wildwachsenden Orchideenbestände. Viele andere Arten der Verwendung verschiedener Orchideen sind in der ganzen Welt verbreitet.

Später fand man sehr viel mehr Verwandte in dieser Pflanzengattung, die ohne solche Speicher auskommen.
Mit über tausend Gattungen und weit mehr als 30.000 Arten sind Orchideen die zweitgrößte Pflanzenart nach den Korbblütern. Sie können millimeter-klein oder einige Meter groß sein und wachsen außer in der Antarktis und in Wüsten überall auf der Erde. Immer noch werden bisher unbekannte Arten gefunden.

Man verbindet mit Orchideen gern das Exklusive, Außergewöhnliche.
Tatsächlich verhalten sich Orchideen insgesamt durchaus so:

- Keine andere Pflanzengruppe hat eine solche Vielfalt und Individualisierung von Blütenformen hervorgebracht. Sie erscheinen oft mehrfarbig und imitieren auch Gestalten des Tierreichs. Im Gegensatz zu den Nachtschat tengewächsen, die diese Fähigkeit auch beherrschen, sind Orchideen niemals giftig. Außer wenigen Arten sind sie zwittrig und können in manchen Regionen sogar eine Selbstbestäubung praktizieren (wenn entsprechende Insekten fehlen). Sie produzieren sehr kleine und sehr viele Pollen, die aber nicht als Insektennahrung dienen. Häufig wird den Bestäubern keine Belohnung in Form von Nahrung angeboten, sondern lediglich ein Duftstoff abgegeben, der als Sexuallockstoff fungiert. Viele Blütenformen stellen eine Falle dar, in denen ein Insekt sich lange aufhalten muss. Andere räuberische Insekten sitzen hier oft auf der Lauer und die wunderschöne verlockende Blüte wird zur Todesfalle für den Besucher. Ein besonderer Trick ist die Bildung sogenannter Alarmstoffblüten: pflanzeneigene Bedrohungssignalstoffe, die eine Besetzung durch Schädlinge anzeigen, werden produziert. Wespen und Hornissen stürzen sich in der Hoffnung auf eiweißreiche Beute darauf und werden enttäuscht.

- Orchideen haben sich ihrer jeweiligen Umgebung äußerst gut angepasst. Sie leben auf dem Erdboden (terrestrisch), auf Felsen (lithophytisch) oder auf anderen Pflanzen (epiphytisch). Dabei sind sie niemals Schmarotzer. Leider führt diese Spezialisierung auch dazu, dass sie sich veränderten Bedingungen nur wenig anpassen können und schnell verschwinden, wenn nicht alles so bleibt wie gewohnt.
- Jede Generation neuer Triebe entsteht aus dem letztjährigen Trieb, indem entweder ein Neutrieb erscheint oder der Sproß weiterwächst. Theoretisch könnte die Pflanze also unbegrenzt weiterwachsen.
- Sie bildet keine Primärwurzel aus, sondern treibt aus dem Spross heraus Wurzeltriebe, die durchaus auch als Halteorgan oder Haftorgan dienen müssen. Diese Wurzeln verzweigen sich auch selten. Sie sind bei vielen Arten von einem Velamen umgeben, ein schwammartiger Überzug mit der Fähigkeit, Wasser und Nährstoffe aufzunehmen.
- Die Sproßachse verdickt sich bei einigen Arten zu sogenannten Bulben, die als Speicher für Wasser und Nährstoffe dienen. Sie verholzt niemals.
- Die Blätter sind bei allen Orchideen erstaunlich simpel gebaut. Ähnlich wie viele andere Dickblattgewächse praktizieren manche Orchideen einen CAM-Stoffwechsel (Crassulaceae-Acid-Metabolism). Die Aufnahme und Verstoffwechselung von Kohlendioxid sind zeitlich voneinander getrennt. Dadurch können große Trockenheiten und Hitze bewältigt werden.
- Die Samen der Orchideen sind auf die Anwesenheit einer Mykorrhiza (Symbiose von Pflanze und Pilz, bei der dieser in Kontakt mit dem Feinwurzelsystem der Pflanze lebt) angewiesen, um auskeimen zu können. Auch in anderen Aspekten sind viele Arten auf diese Symbiose angewiesen, um überleben zu können.

Man kann also die Orchideen durchaus als außergewöhnliche Pflanzen bezeichnen.

Wie steht es nun mit dem seelenhomöopathischen Ausdruck?

Anders gefragt:
Was macht Orchideen zu Vertretern der Verbundenheit?

In der körperlich-medizinisch orientierten Homöopathie werden Orchideenmittel unter anderem bei Entzündungs- und Erregungszuständen des Gehirns

sowie den Folgen von übermäßigem Gebrauch elektronischer Geräte verwendet. Gleichzeitig stehen Hände und Füße mit allen möglichen Verletzungen auf der Liste der Indikationen.
Man sieht also den Bezug zu physisch nicht greifbaren Gedankenwelten einerseits und den Werkzeugen zum Eingreifen und Betreten dieser Erde andererseits.
Grundsätzlich ist Widersprüchlichkeit, Wechsel von Extremen ein Hinweis für die Resonanz zu Orchideenmitteln. Die Personen sind niemals völlig verbunden, es ist für sie sofort möglich, ins andere Extrem zu fallen.
Ein weiterer Hinweis ist der ausgeprägte Hang zu exquisitem Verhalten, das sich von der Menge abhebt. Alles, nur nicht gewöhnlich, scheint die typischste Beschreibung zu sein. Dieser Umstand kann sich in jedem Lebensbereich zeigen, egal wie „normal" dieser Bereich eigentlich ist.

Die Ahnenmedizin sucht nicht nach den körperlichen Resonanzen, die natürlich trotzdem wertvolle Hinweise auf die Verknüpfungen von Gefühlen mit körperlichen Entgleisungen geben. In jedem einzelnen Mittel, ja, in jedem „Etwas" dieser Welt steckt ein Schlüssel, eine Überschrift, eine Kernaussage, die mit menschlichen Gefühlszuständen resonieren kann.

Bei Resonanz zu einer Orchidee ist - bei einem bestimmten Thema - eine Erfahrung so sehr ins Unterbewusstsein verdrängt, dass es keinen Kontakt mehr zum auslösenden Erlebnis gibt.
Viele im Unterbewusstsein arbeitende Gefühle liegen relativ nahe an der „Wasseroberfläche" und nehmen immer wieder Kontakt zum Tagesbewusstsein auf.
In spontanen Intuitionen oder Träumen, gerne auch in den Augenblicken nach dem morgendlichen Aufwachen vermitteln sie ein Gefühlsbild, dem man Aufmerksamkeit schenken kann - oder auch nicht.

Aber wir erleben auch Situationen und Gefühle, die man NIEMALS wieder fühlen möchte. Diese Abspaltung geschieht spontan, nicht nach einer Entscheidung oder gar Überlegung. Verstärkt wird diese spontane Abspaltung, wenn bereits Erfahrungen ähnlicher Art in Zellerinnerungen der Ahnen oder dem eigenen Seelenweg vorhanden sind.
Die Gesamtpersönlichkeit, also Tagesbewusstsein („Ich") und Seele („Höheres Selbst"), beide sind sich quasi einig, dass die Beschäftigung damit die Möglichkeiten des Erträglichen überschreitet.
Also wird das Erlebnis und alle dazugehörigen Gefühle in den Keller des Unterbewusstseins verräumt. Alle Wege dorthin, also Ereignisse und

Verhaltensweisen im Alltag, werden möglichst gemieden.
Das geschieht nicht absichtlich. Natürlich gibt es Bereiche, die im Folgenden beschrieben werden, die man nicht meiden kann.
Überanstrengung, Demütigung, Verlust oder Unterdrückung begegnet wahrscheinlich jedem Menschen irgendwann einmal. Es macht aber einen Unterschied, ob man in der aktuellen Situation handeln kann und seine Bewegungsfreiheit behält, oder ob man beinahe hypnotisch dabei stehen bleibt und nicht weiter weiß.

Immer, wenn ein „Orchideengefühl" im Giftschrank des Unterbewusstseins liegt, hat man Mühe damit, im täglichen Leben die Begegnung mit ähnlichen Situationen zu meistern. Also vermeidet man sie nach Möglichkeit. Bestimmte Themen „mag man nicht" oder werden geächtet. Andere Themen, wie zum Beispiel Ausbeutung, werden klaglos hingenommen. Das gemeinsame Merkmal ist bei all dem die stark eingeschränkte Lebenskraft im jeweiligen Thema. Die Unterdrückung der verbotenen Erinnerungen kostet nämlich einige Kraft.

Gemeinsames Merkmal aller Orchideenmittel ist die mangelnde Verwurzelung mit den thematischen Zusammenhängen. Eine Ehe kann spontan verlassen werden, eine Freundschaft ist plötzlich beendet, ein Hobby wird nie wieder ausgeübt, eine Religionsgemeinschaft wird sang- und klanglos verlassen trotz intensivem Kontakt. Und viele andere Beispiele mehr.
Bedenkt man die obigen Beschreibungen des „Giftschranks", wird wohl etwas vorgefallen sein, das an ein solches Gefühl angeknüpft hat. Wohlgemerkt finden solche spontanen Abbrüche nicht nach reiflicher Überlegung statt, sondern mehr oder weniger plötzlich.

Ebenso wie im homöopathischen Mittelbild sind auch die Orchideenpflanzen nicht wirklich mit der Erde verwurzelt. Sie sind ja teilweise noch nicht mal auf Erdboden angewiesen. Die nötigen Nährstoffe können auch „über die Luft" (durch Velamen auf den Luftwurzeln) aufgenommen werden. Auch der Umstand, dass die Lebensbedingungen passend sein müssen, verweist auf die mangelnde Verbundenheit mit dem Lebensort. Sind sie es nicht, verschwindet die Orchidee schnell. Sie passt sich nicht an. Interessant ist auch die Fähigkeit mancher Orchideen zur Insektenmimikry. Die Blüte spielt etwas vor, hat aber nur den eigenen Fortbestand im Sinn. Andere Blütenpflanzen spenden Nektar für die Befruchtungsmühen, Orchideen sind nicht zwangsläufig mit ihren Insekten verbunden. Natürlich sind manche Orchideentypen auch ganz anders organisiert.

Indem man sich mit den Aussagen einer Orchideenkarte wirklich verbindet und ehrlich in sich nach der Resonanz sucht, wird ein Prozess in Gang gesetzt. Allein schon die Vermutung, solche Gefühle könnten - bei der gestellten Frage - anwesend sein, wird manchmal als absurd empfunden. Gleichzeitig rütteln die Aussagen aber am „Giftschrank". Wenn die Zeit reif ist, werden zuerst das Seelenbewusstsein und anschließend auch die Tagespersönlichkeit ihr Okay geben.
Nun dürfen ganz vorsichtig Gefühlsbruchstücke an die Wasseroberfläche kommen. Vielleicht entstehen Erinnerungen an erlebte Situationen. Entscheidend ist aber nur, dass sie mit den entsprechenden Gefühlen verbunden sind. Geschichten allein reichen nicht aus für eine Veränderung.

Eine „negative", also anstrengende Verbundenheit kann sich in eine „positive", also bereichernde Verbundenheit verwandeln, wenn man sie einfach nur anschauen und alle damit verbundenen Gefühle wahrnehmen kann.
Das klingt ganz einfach, oder?
Wir erinnern uns aber an dieser Stelle daran, dass sie ursprünglich im „Giftschrank" verschwanden, weil sie zu unerträglich waren.
Und jetzt kommt die Magie der Seelenhomöopathie ins Spiel. Magie bitte nur als Ausdruck noch nicht wissenschaftlich erklärbarer Phänomene verstehen!

Die Resonanz zu einer Orchidee (oder all den anderen Mitteln) trägt ein Heilungspotential in sich. Jemand versteht dich! Und hat obendrein den Lösungsweg schon in sich. Wenn ich diese Berührung zulasse, habe ich eine Begleitung bei der Wahrnehmung alter Schrecken. Ich kann ertragen, was ich erlebt habe. Ich kann hinsehen und verstehen, was sich daraus entwickelt hat. Es muss nicht mehr unterdrückt oder verleugnet werden. Es darf dazugehören.

Das Außen ist stets der Spiegel des eigenen Innern. Verändert sich mein Inneres, wird es auch das Außen tun. Auch die Ahnen dürfen an meinen Erkenntnissen teil haben. Alle jene, die immer noch fassungslos nach Antworten suchen, dürfen ins große Loslassen sinken und zu gegebener Zeit neu beginnen. Alle jene, die noch beschützen wollten, dürfen nun erleichtert „aufatmen". Die eigenen Zellen werden ihre epigenetischen Eiweißstrukturen neu ordnen und alle Verhältnisse anders beurteilen.
Ich darf mit all meinen Verbundenheiten neue Wege beschreiten.

Was bedeutet Verbundenheit?

Verbundenheit beschreibt eine Zugehörigkeit zu Etwas oder Jemandem. Dabei ist nicht wichtig, sich dieser Verbundenheit bewusst zu sein. Wir sind zum Beispiel alle zutiefst mit dieser Erde verbunden, weil unsere Körper aus irdischen Bausteinen aufgebaut sind: Mineralien, Wasser, Eiweißverbindungen. Trotzdem ist uns diese Verbundenheit nicht unbedingt im Bewusstsein und es gibt wahrscheinlich auch keine ausgeprägten Gefühle dazu. Es ist eben einfach so.

Ereignisse und Zustände, die das Leben unserer Vorfahren prägten, bilden sich in verschiedener Form in unserer Gegenwart ab. Mit diesen besteht für jeden von uns eine Verbundenheit, die größtenteils ebenso unbewusst bleibt. Mit diesen „Gefühlsbildern", die jeder Mensch in sein Leben mitbringt, wird aus diesen Verbindungen ein Leben gestaltet.

Die wichtigsten Verbindungen zu unserer Herkunftsfamilie gestalten sich in den frühesten Momenten unserer Existenz: Zeugung, Schwangerschaft und frühe Kindheit prägen uns vollständig in unsere Familie ein. Zur Lebensaufgabe eines jeden Menschen gehört auch die Emanzipation des Individuums aus diesen Bindungen - anders ausgedrückt: „Werde Du selbst mit den Bausteinen, die Dir in dieser Existenz gegeben wurden".

Verbundenheit ist also durchaus auch ein unbewusster Zustand. Natürlich treffen wir bewusste Entscheidungen, mit wem oder was wir verbunden sein möchten, aber es existieren parallel und gleichzeitig Verbindungen, die, weil sie komplett unbewusst bleiben, umso stärker wirken.
Aus der Aufstellungsarbeit mit den ahnenmedizinischen Karten ist uns ein erstaunliches Phänomen bekannt:
Werden die Stellvertreter im Neunerfeld stehend gruppiert, ist es meistens die Person, welche für die Verbundenheit steht, die ihre Position nicht halten kann. Sie kippt um oder erträgt den Kontakt zu den übrigen Stellvertretern nicht und es ist ihr auf irgendeine Art nicht möglich, in diesem Verbund zu bleiben. Es zeigt sich eine Verbundenheit zu Gefühlen, die vollkommen verdrängt werden konnten, solange kein „Kontakt" stattfand. Nimmt aber die aufstellende Person zu all ihren Anteilen - und eben auch zu ihrer Verbundenheit - Kontakt auf, berichtet diese von Gefühlen, mit denen die aufstellende Person oft so gar nichts anfangen kann. Alles andere kann man verstehen, anerkennen, zu sich nehmen, aber die Gefühle der Verbundenheit haben irgendwie gar

nichts mit der ganzen Sache zu tun. Liegt hier ein Fehler vor? „Spinnt" dieser Stellvertreter einfach?

Nein! Hier liegt der Schlüssel zur Lösung des Kernkonflikts.
(Zur Erinnerung: rund um den Kernkonflikt gruppieren sich die verschiedenen Aspekte eines Themas, Einflüsse aus dem Ahnenfeld, der persönlichen oder der Seelenebene)
Die Verbundenheit (als Teil der persönlichen Ebene) ist mit Kindheitserlebnissen oder Anteilen des Ahnenfeldes verbunden, die unbedingt nie wieder gefühlt werden sollen. Sie wurden verborgen aus Scham oder Angst, aus Schuldgefühlen oder Verzweiflung. Man hat sie „weggesteckt", weil das Leben weitergehen musste, weil man nicht mit ihnen umgehen konnte, weil es keine Worte für sie gab und viele andere Gründe mehr. Das fand auch nicht als bewusster Akt statt: „Ab jetzt werden diese Gefühle nicht mehr gefühlt" - meistens ist selbst die Verdrängung ein schleichender Prozess. Das Leben wird so organisiert, dass möglichst wenig Berührung mit dem schwierigen Thema stattfindet. Man geht im wahrsten Sinne des Wortes „aus dem Kontakt" mit diesen Erfahrungen und organisiert sein Leben darum herum.

In den nachfolgenden Lebensjahren oder auch Generationen besteht dann für dieses Thema eine Art „upload-Filter".
Damit bezeichnet man in der Informatik eine Maßnahme zur Vorabprüfung hochzuladender Inhalte. Manche Inhalte können dann gar nicht auf dem Bildschirm - in unserem Fall dem Bewusstsein - erscheinen. Was nun nicht bedeuten soll, dass wir alle voller blinder Flecken durch die Welt laufen. Es ist aber so, dass man davon überzeugt ist, mit diesem Thema, von dem man schon mal gehört hat, persönlich überhaupt nichts zu tun zu haben. Es gibt vor allem kein Gefühl dafür.

Lösung, Heilung oder Weiterentwicklung ist immer nur möglich, wenn wir alle Aspekte einer Sache in unser Bewusstsein bringen. Bleiben Reste der „kränkenden" Ursache bestehen, wird der erreichte Frieden niemals von Dauer sein können. Natürlich ist das ein hoher Anspruch, der selten vollständig erreicht wird. Man hat eben doch sein Leben lang Arbeit mit dem Leben. Aber wenn wir uns darin üben, verdrängte - abgespaltene, kontaktlose - Anteile zu erahnen, zu suchen oder zu finden (!), verlängert sich die Zeit des Friedens nach einer Erkenntnis.

Die Inhalte der Karten zur Verbundenheit - im Kartenset Makrokosmos also die Orchideen - sind häufig von der Art, dass man nichts mit ihnen anfangen

kann. Was, bitteschön, haben diese Worte mit meiner Frage zu tun? Alles, wahrscheinlich. Die Schwierigkeit liegt darin, abgespaltene Inhalte nicht als eigene wahrnehmen zu können.
Die Verbundenheit verbindet mit Aspekten der eigenen Geschichte oder des Ahnenfelds, ohne sich um unser Tagesbewusstsein zu kümmern. Es ist diesen Gefühlsanteilen auch völlig egal, ob sie verstanden werden.
Sie fühlen sich wohl dabei, unerkannt und ausgegrenzt zu sein, denn genauso war es ja „damals“ auch. Eine blinde Solidarität mit Erlebnissen und vor allem den Gefühlen dieser Erlebnisse findet hier statt.

Selbstverständlich ist auch möglich, dass man von den Aussagen einer Orchideen-Karte sofort tief berührt wird. Schließlich hat sich manch einer schon länger mit Gefühlen und Geschehnissen des jeweiligen Themas beschäftigt.

Die Individualität, die jeder Mensch entwickelt hat, erzählt von den Verbundenheiten, die wir in uns tragen. Nicht immer tragen sie zu einem glücklichen Leben bei, im Gegenteil sind es genau diese Punkte, an denen wir uns reiben, die Probleme verursachen und uns vorwärts treiben. Alle glückbringenden Verbundenheiten der Vergangenheit sind uns völlig selbstverständlich, dazu sagen wir gerne „Ich“. Und sie sind wohl auch das Kapital, mit dem wir „den unbedeutenden kleinen Rest, der sich Schicksal nennt“, bewältigen.

Verbindlichkeiten lösen sich durch Vertragserfüllung auf. Bis dass der Tod euch scheidet ist ein schönes Beispiel für altmodische Eheschließungen, die ja durchaus ohne innere Verbundenheit zur Existenzsicherung ganzer Völker jahrhundertelang funktionierten. Heute setzt man in unserer Kultur an diese Stelle einen Ehevertrag, der die gleiche Funktion hat.

Aber wie löst man eine Verbundenheit auf?

Abschied ist das Werkzeug der Auflösung. Es steht jedem Wesen frei zur Verfügung. Abschied geschieht immer im Herzen und ist mit tiefem Gefühl verbunden. Nicht zwangsläufig mit traurigem oder schwierigem Gefühl, aber immer mit einem deutlichen Gefühl.

Schwieriger als ein trauriger Abschied wäre zum Beispiel ein Gefühl der Erleichterung. Sich selbst einzugestehen, dass man erleichtert über eine beendete Verbundenheit ist, gehört zu den fortgeschrittenen Abschieden. Es ist auch gesellschaftlich nicht so anerkannt.
Kann es auch einen freudigen Abschied geben?

Selbstverständlich, aber dann existieren wahrscheinlich bereits andere Verbundenheiten, auf die man sich freut.

Erster Schritt im Prozess der Beendigung einer ungewünschten Verbundenheit ist die Erkenntnis und das Wahrnehmen der Existenz einer solchen Bindung. Die meisten negativen Verbundenheiten sind uns ja, wie gesagt, gar nicht bewusst. Die Wahl einer Orchideen-Karte zu einer bestimmten Frage weist die Richtung, in der man nach einer - den Fortschritt begrenzenden - Verbundenheit suchen sollte.

Wenn dann zum Beispiel der Kleinblütige Frauenschuh von Überanstrengung spricht, obwohl ich eigentlich etwas über meinen beruflichen Weg erfahren möchte, geht es nicht einfach nur um die Wahrnehmung einer - vielleicht vorhandenen - beruflichen Überlastung. Vielmehr erzählt diese Orchidee von einer inneren Verbundenheit zu Erlebnissen und Erfahrungen meiner Vorfahren mit diesem Thema des beruflichen Wegs.
Sei es über die genetische/epigenetische Vererbung, sei es als Erfahrung in der eigenen Kindheit, jedenfalls existiert eine Verbundenheit zu einem Verlust der Zugehörigkeit, im Falle einer beruflichen Frage wahrscheinlich ein Arbeitsplatzverlust, den ein Mitglied der Familie erfahren hat und der sich tief in das Gefühlsleben eingeprägt hat. Sobald ich nun mit meinem Leben einen ähnlichen Weg anstrebe, werden sich die „alten" Gefühle als Geschehnisse rund um mich herum präsentieren. Es hängt einzig von mir als lebendiger Person ab, wie ich Ereignisse meines Lebens beurteile. Kann ich gelassen reagieren und löst sich eine Situation wieder auf? Oder „triggert" meine Umgebung die unbewussten Verbundenheiten und in mir bauen sich ganz ähnliche Gefühle auf - wobei die äußeren Situationen natürlich der Gegenwart angepasst sind.
Ein guter Indikator für eine ungesunde Verbundenheit ist immer das Gefühl von fehlender Wahlmöglichkeit. Eigentlich gibt es nämlich immer eine Wahlmöglichkeit, sie dringt nur nicht bis zu unserem Bewusstsein durch. Wir sind im wahrsten Wortsinn „gefangen" in der Verbundenheit.

Wenn ich als lebende Person in der Lage bin, die damals verdrängten Gefühle heute zu verstehen und mitzufühlen, ohne Urteil!, werden sie sich verabschieden. Freiwillig. Dann entsteht automatisch eine neue Verbundenheit, im Fall des Frauenschuhs eine Verbundenheit im Loslassen. Loslassen der Anstrengung und der Vorspiegelung falscher Verhältnisse zum Beispiel. Das Unterbewusstsein registriert die entstandene Ruhe und sortiert alle vergangenen Erfahrungen im Archiv ein. Sie müssen nicht mehr wiederholt werden.

Verbundenheit und das Innere Kind

Mit dem „Inneren Kind" werden gespeicherte Gefühle der eigenen Kindheit bezeichnet, die nicht genug Spielraum für eine Entwicklung ins erwachsene Sein hatten. Diese sind in verschiedenen Bereichen des Gedächtnisses abgelegt. Manche sind der Erinnerung frei zugänglich, andere werden kontrolliert und verborgen gehalten, wieder andere sind frei umgedeutet anhand von Erzählungen der damals Erwachsenen. Immer aber sind die kindlichen Erinnerungen intensiv. Das liegt auch am ganz anderen Zeiterleben von Kindern. Ein einzelner Tag war gefühlte Ewigkeiten lang, ganz im Gegensatz zum heute erlebten „Durchrauschen" durch die Wochen. Jedenfalls sind für Kinder alle Gefühle noch frisch und neu - und wahr. Ein Kind durchschaut keine Lügen oder Verdrehungen, alles, was Erwachsene tun, ist „wahr".
Dieses Innere Kind - also diese starken Gefühle und Überzeugungen - haben die Kraft, den Alltag und die Ansichten des Erwachsenen zu bestimmen.

Neben eventuell vorhandenen vergrabenen Erinnerungen existieren diese vielen kleinen Überzeugungen, die sich durch kein gegenteiliges Erlebnis erschüttern lassen:

- Dazu bin ich zu doof, das kann ich nicht.
- Ich bin anstrengend.
- Ich muss lieb sein, bin aber trotzdem nicht liebenswert.
- Das darf man nicht.

Es gibt eine Menge unnützer Überzeugungen, die aus den vielen, auch unbedachten Äußerungen der uns damals umgebenden Erwachsenen geworden sind. Es ist nicht wirklich schwierig, sich als jetzt erwachsener Mensch innerlich an die Hand zu nehmen und endlich sich selbst alles zu geben, was man damals vermisst hat.

Schwieriger ist es mit verstörenden Erlebnissen oder gar Traumatisierungen. Hier braucht man manchmal regelrecht detektivischen Spürsinn, um den gut verborgenen Gefühlen auf die Spur zu kommen. Die Arbeit mit den Karten der Seelenhomöopathie ist dabei ein zuverlässiger Begleiter.

Ein Inneres Kind, das sich bei bestimmten Themen versteckt, an keinem Erkenntnisprozess teil hat und einfach „gar nicht da ist" - braucht vor allen Dingen die Sicherheit, dass seine Gefühle, wenn es sie denn zeigen sollte, ernst genommen werden. Also darf man auf gar keinen Fall sich selbst gegenüber die typischen Erwachsenensprüche anbringen: Jetzt stell dich doch bitte nicht so an, so schlimm ist das doch gar nicht. Du übertreibst mal wieder. Also das sehe ich ganz anders. Du bist doch auch selbst schuld.

Was tut ein Inneres Kind bei solchen Kommentaren, auch, wenn sie nur gedacht werden? Es zieht sich selbstverständlich noch tiefer in sein Versteck zurück. Wirklich ernst nehmen bedeutet zuallererst, ohne Wertung einfach empathisch mitfühlen. Ohne Wertung, ohne Kommentar.
Es braucht immer einen Zeugen, der bestätigt, dass es wirklich schlimm ist, was man da fühlt. Dann entsteht die Sicherheit, die es nun mal braucht, um sich wirklich zu öffnen. Im Grunde genommen also das, was man von einem liebenden Elternteil erwarten würde.

Warum geben uns die Eltern nicht einfach genau das? Eine typische Frage eines Inneren Kindes. Weil sie wahrscheinlich auch niemals solche Zuwendung erlebt haben - wäre eine sinnvolle Antwort des empathischen Erwachsenen. Weil sie auch in die Verbundenheiten der Generationen eingebunden waren - wäre die Antwort der Ahnenmedizin.

Und die Lösung?

Egal, wie alt eine Wunde ist. Egal, von wem sie ursprünglich stammt. Jedes unangenehme oder schreckliche Gefühl hat eine Ursache und dadurch seine Seinsberechtigung. Aber jedes Gefühl, das die Lebendigkeit schmälert, sollte auch erlöst werden, wenn sich die Gelegenheit dazu bietet. Jede Lösung braucht Kontakt. Diesen können wir selbst herstellen durch Einsicht und Mitgefühl. Diesen Kontakt kann man aber auch herstellen durch die potenzierte Essenz anderer Wesen. Das leistet die Homöopathie, in unserem speziellen Fall die Seelenhomöopathie.

Das Unterbewusstsein wählt eine Karte, die genau die jetzt gebrauchten Worte hat. Es stellt eine Verbindung zum versteckten Inneren Kind her - oder ist es das Kind, welches die Karte wählt? Wer kann das wissen.
Die erwachsene Persönlichkeit leistet nun das, was früher nicht geschehen ist. Siehe oben: Einsicht und Mitgefühl. Wenn das ehrlich geschieht, wird auch ein trotziges Inneres Kind sich dem Strom der Lebendigkeit nicht entziehen können.

Heilung geschieht durch Wahrnehmung!

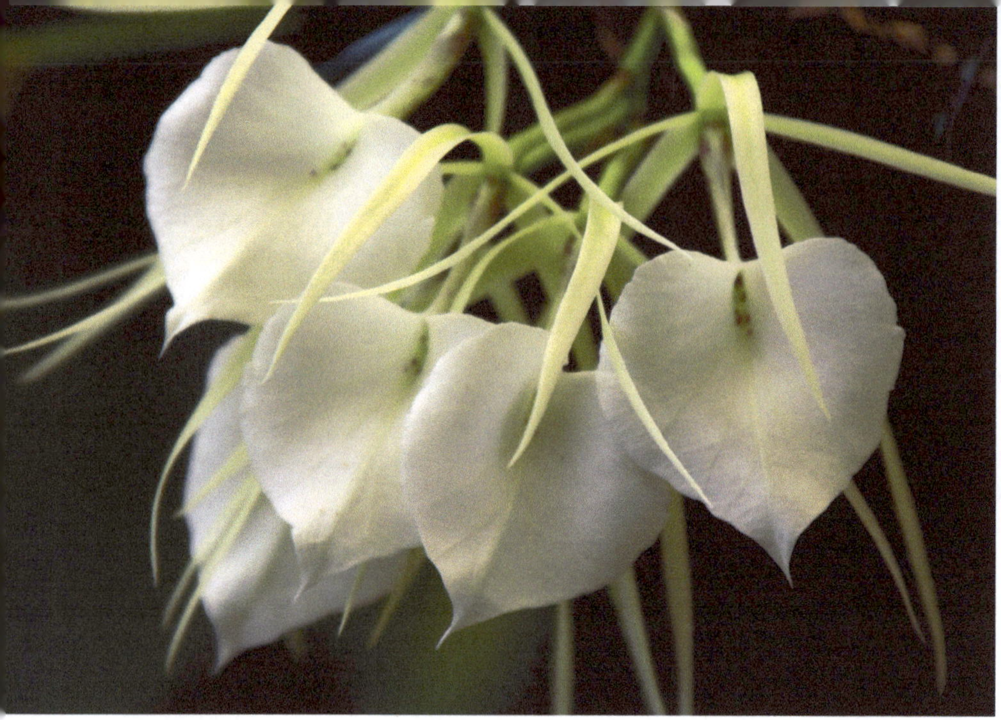

Brassavola acaulis - Rattenschwanz-Orchidee

Ausbeutung - Verbundenheit durch Selbstermächtigung

- Kampf um Anerkennung
- Leben in Anderen
- Empörung und Auflehnung im Untergrund
- Hat viele untergründige Gefühle
- Befindet sich nur in abhängigen Beziehungen
- Untergründige Wut und Hass auf Abhängigkeiten
- Sehnsucht nach Eigen-Macht
- Fühlt sich stark schläfrig, wie betäubt

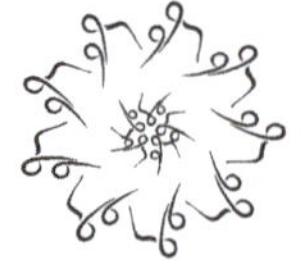

Wie entsteht Wohlstand? Durch Harmonie zwischen Arbeitskraft und Umgebung, Familie eingeschlossen. Wirklicher Wohlstand lässt es allen Beteiligten gut gehen. Leidet ein Mitglied, hat es Auswirkungen auf alle.
Einen einmal erreichten Wohlstand gibt man nicht freiwillig wieder auf. Also werden sich Teile der Gemeinschaft dafür hergeben, den Wohlstand scheinbar aufrecht zu erhalten. Damit ist der echte Wohlstand aber bereits vorbei.

Er existiert nur noch zum Schein und für Einzelne.
Andere Mitglieder der Gemeinschaft müssen ihre Kräfte dafür hergeben. Sie werden „ausgebeutet", ihre Kräfte - ob nun körperlich oder seelisch - werden verbraucht.
Dieses Muster findet sich in allen menschlichen Beziehungen, weltweit oder im kleinsten Familienkreis.
Hier geht es nicht um eine Bewertung des Vorgangs der Ausbeutung. Sie findet statt, egal, ob wir es mögen oder nicht. Ihre endgültige Beseitigung wäre ein Aufstieg der Menschheit in einen paradiesischen Zustand.
Bis dahin werden es immer nur Einzelne sein, die sich von ihrer persönlichen Ausbeutung freimachen können.

Es gibt unfreiwillige und freiwillige Ausbeutung. Hier soll es um die freiwillige gehen. Das klingt paradox, oder? Wer lässt sich denn freiwillig ausbeuten? Jeder, der einen übergeordneten Wohlstand verfolgt. Das kann die (scheinbare) Harmonie in einer Familie sein, das Verhältnis von Partnern miteinander oder auch das Wohl der Gesellschaft, der Glaubensgemeinschaft oder gar der Schöpfung. Jeder Mensch, der sich freiwillig ausbeuten lässt oder sogar sich selbst ausbeutet, hat solch einen übergeordneten Wohlstand im Sinn. In religiösen Zusammenhängen wird solches Verhalten sogar mystisch überhöht.

Es gibt also durchaus einen Gewinn für solche Entscheidungen. Trotzdem werden bei einer ausgebeuteten Person zwangsläufig viele persönliche Eigenschaften und Wünsche nicht zur Entfaltung kommen können - einfach weil es an Zeit und Kraft dafür fehlt.
Ein allgegenwärtiges Beispiel dafür ist die Elternschaft. Solange die Kinder klein sind, haben die Eltern keinen großen Spielraum für ihre persönlichen Wünsche. Und obwohl die Liebe zu den Kindern diese Mühen meistens aufwiegt, sind selbst hier die typischen Brassavola-Zustände zu finden:

- Man lebt in den Kindern, spricht und denkt nur noch über sie.
- Trotzdem gibt es so einige mehr oder weniger bewusste Gefühle von Wut, wenn zum wiederholten Mal der Nachtschlaf ausgefallen ist, die Trotzphase ihre Blüten treibt usw.
- Es wird selten ausgesprochen, aber es gibt nicht immer nur Liebe, es ist auch Auflehnung gegen die persönlichen Einschränkungen vorhanden.

Übertragen auf jede andere Art von freiwilliger Ausbeutung sieht man stets dieses Doppelbild: einerseits den (nicht immer real vorhandenen) angestrebten Gewinn, andererseits die dafür unterdrückten Gefühle von Auflehnung,

Empörung oder Wut. Denn in jedem Menschen (und vielleicht sogar in jedem Lebewesen?) lebt das Bedürfnis nach Selbstausdruck, nach Eigenmacht.

Im negativen Brassavola acaulis-Zustand empfindet man Verbundenheit, indem man die Ausbeutung auf sich nimmt. Lösung für ein Problem entsteht aber nur durch Anerkennung auch der untergründigen Gefühle. Dann endlich dürfen auch die anderen Qualitäten der Person zum Tragen kommen.
Im positiven Brassavola acaulis-Verbundenheitsgefühl kann man die eigenen Interessen gegenüber seiner Umgebung verteidigen und durchsetzen, ohne dabei Schaden zu nehmen. Die Verbundenheit zur Gruppe/Familie bleibt erhalten, aber die Gruppe/Familie wird sich verändern müssen, weil eines ihrer Mitglieder andere Wege gehen möchte.

In der persönlichen Ebene:
Du möchtest dich gerne befreien, um dein Thema zufriedenstellend lösen zu können. Aber viele Erwartungen, die hierbei an dich gestellt werden, hängen an dir. Du möchtest auch gerne alle zufrieden stellen. Und entweder sind die Menschen, die von deiner Frage mitbetroffen sind, von dir abhängig oder du von ihnen. Eine Seite wird also enttäuscht werden. Aber du entscheidest, welche es sein wird.
Dieser Zustand ist dir nicht neu?
Unser Verhalten gegenüber Menschen - und auch allen anderen abhängigen Lebewesen wie Tieren und Pflanzen - wird in der frühen Kindheit geprägt. Man „lernt" manchmal regelrecht, dass man sich zuerst um die Bedürfnisse der Umgebung kümmern muss, um anschließend - hoffentlich - mit dem versorgt zu werden, was man selber braucht.
Gerne wird als Liebe bezeichnet, was eigentlich Ausbeutung ist. Wahre Liebe lässt Freiheit und freut sich an der Selbstverwirklichung des Gegenübers. Ausbeuterische Verhältnisse nehmen gern und geben nur Ausgewähltes zurück. Prüfe also, wieviel Freiheit zur Selbstverwirklichung du dir in deinem Thema nehmen darfst und entscheide dich vielleicht sogar dafür, dir noch viel mehr Freiheit zu nehmen. Man muss vorsichtig abwägen, wie weit das eigene Gewissen mit einem Ausbruch aus Abhängigkeiten einverstanden ist. Auf jeden Fall musst du dir aber Gedanken über Ausbeutung machen. Wenn nicht, werden dich die unterdrückten Gefühle eines Tages gewiss einholen. Wach auf!

In der Ahnenebene:
„Die da oben machen doch sowieso, was sie wollen" - ist das ein Satz, der im Zusammenhang mit deinem Thema zu dem passt, was du aus deiner Ahnenebene kennst?

Mit deinem Thema berührst du die vielen Bemühungen um Erfolg und besonders um Anerkennung, die von deinen Vorfahren geleistet wurden. Sie hatten nicht den Spielraum, den du jetzt vielleicht bereits hast. Es gab klare Hierarchien und der Weg eines Lebens war mehr oder weniger vorgezeichnet. Selbstverwirklichung, was soll das bitteschön sein?
Aus Angst vor Repressionen oder dem Verlust der Lebensgrundlagen verzichtete man auf den eigenen Weg, das deutliche Aussprechen von Erfahrungen oder die Korrektur von Fehlern.

Diese bitteren Gefühle sind dir - mindestens im Zusammenhang mit deiner Frage - weitergereicht worden. Wenn du nun also dein Projekt zum Erfolg führen willst, musst du die überlieferten Erfahrungen klar abgrenzen gegen die tatsächlichen gegenwärtigen Verhältnisse.
Was ist dir bekannt von den Abhängigkeiten, in denen deine Vorfahren lebten? Und wie sehen die Verhältnisse bei diesem Thema heute aus?
Wiederhole niemals blind die Meinungen der Ahnen. Prüfe, ob sie noch in die Gegenwart passen. Wenn ja - schöpfe daraus Kraft.
Wenn nein - beginne etwas Neues aus deiner eigenen Kraft.

Auf der Torwächterposition:
Du willst es so gern selbst machen! Aus eigener Kraft. Damit endlich mal jemand sagt, wie gut du das machst.
Aber leider: es bestehen viele Notwendigkeiten, die erfüllt sein wollen, es gibt Menschen, die von dir erwarten, dass du weiter so funktionierst wie bisher. Man kann doch nicht alle enttäuschen. Aber tief in dir drin bist du ziemlich unzufrieden mit der Situation.
Die Brassavola-Verbundenheit als Kernkonflikt lösen zu müssen bedeutet, dass du dich entscheiden musst: du oder die Anderen.
Du kannst nicht alle zufriedenstellen. Du beutest deine Kräfte wahrscheinlich sowieso schon aus. Du bist müde davon. Klare Gedanken fallen dir schwer, weil du schon ahnst, dass eine Konfrontation entsteht, wenn du deinen eigenen Weg gehst.
Es wird dir niemand von außen die Lösung schenken oder dir sagen können, was richtig ist. Das musst du selbst tun. Du wirst dich selbst ermächtigen, deinen Weg zu gehen. Egal, welchen du wählst. Auch wenn du nach deiner Entscheidung das gleiche machst wie vorher, so hast du dich dann doch selbst dafür entschieden.
Aber prüfe gut, was du wirklich willst und nimm wahr, wie groß dein Groll auf die Abhängigkeiten ist. Es ist immer gesünder, nicht im Untergrund wütend zu sein.

In der Seelenebene:
Bei deiner Frage gibt es in dir Erfahrungen damit, ALLES gegeben zu haben. Etwas war einmal so wichtig, dass du deine Lebenskraft und Lebenszeit dafür hergegeben hast. Jeder Zweifel und jedes ablehnende Gefühl wurde unterdrückt oder hinweggeredet, um der „Sache" nicht zu schaden. Die vitalen Impulse wurden beseitigt: es gab schon immer und gibt noch heute so viele Methoden, um den Trieb nach Lebendigkeit zu unterdrücken oder gar zu beseitigen.
Aber wir wissen ja inzwischen, dass diese Unterdrückung lediglich eine Verdrängung ist, die sich irgendwann wieder Bahn bricht. Manchmal braucht es viele Inkarnationen, um die Bande endgültig zu lösen, die mit Kraft, z. B. durch Yogapraktiken oder Bußexerzitien, installiert wurden.
Höre also deinen Seelenimpulsen gut zu! Sie wollen dich daran erinnern, diese Wege nicht zu wiederholen. Damit sich nicht wieder Wut anstaut oder Andere über den eigenen Lebensweg entscheiden.
Selbstermächtigung bedeutet auch, in Frieden auf solche vergangenen Erfahrungen schauen zu können. Heute entscheidest du dich für dich.
Dann bekommst du die erwünschte Anerkennung - sobald du bereit bist, sie wirklich wahrzunehmen.

Lösungsweg:
Leben kann und will nicht verglichen werden.
Besinne dich auf deine Qualitäten. Du kannst großen Druck und starke Konflikte meistern. Es ist deine Geburt - freue dich auf dich.

Botanik:
Die Rattenschwanz-Orchidee wächst in den feuchten Urwäldern von Mittel- und Südamerika epiphytisch auf Bäumen.
Die Brassavola besitzt reichlich rundliche, fleischige und lang herunterhängende Blätter, die ihr den deutschen Namen Rattenschwanz-Orchidee verschafft haben. Sie produziert bis zu fünf sehr große weiße Blüten, die nachts nach Jasmin duften. Deshalb wird sie auch als Kulturpflanze verkauft.
Ihren botanischen Namen verdankt sie einem italienischen Wissenschaftler des 16. Jahrhunderts. Der Zusatz „acaulis" verweist darauf, dass die Blüten ohne Stiel - a-caulis - erscheinen.

Angepasst an ihren Lebensraum hat sie einen „CAM-Stoffwechsel" entwickelt. Ethnobotanische oder andere Verwendungen sind nicht bekannt.

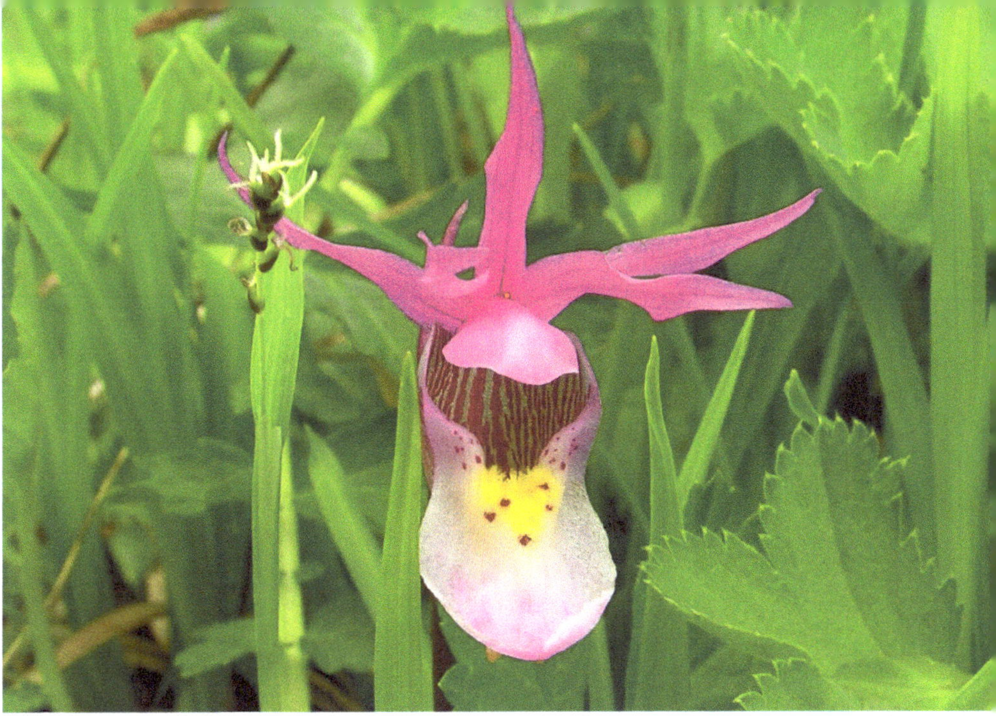

Calypso bulbosa - Norne

Haltlosigkeit - Verbundenheit durch Geborgenheit

- Mangel an mütterlicher Nähe, Wärme, Zuneigung
- Hat die Hoffnung bereits aufgegeben
- Fühlt sich durch das Leben wie gefangen
- Träumt von Kerkern, Gefängnisse und Würmern
- Reagiert allergisch auf tiefe Nähe
- Hat das Vertrauen in die eigene Unschuld verloren
- Verbirgt komatös das eigene Leid
- Empfindet das Leben als Fälschung/Täuschung

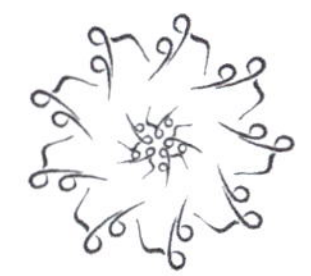

Das zweitschönste deutsche Wort, laut internationalem Wettbewerb 2004, ist Geborgenheit. (Zum schönsten wurde das Wort Habseligkeiten gekürt). Geborgenheit drückt tatsächlich alles aus, was ein Mensch wirklich braucht - und scheint in den meisten Sprachen kein Äquivalent zu haben. Fühlt man sich geborgen, kann die Welt einem nichts anhaben. Es ist ein Zustand, der gleichzeitig äußere Sicherheit und emotionalen Frieden ausdrückt.
Geborgenheit ist eine Grundvoraussetzung für menschliches Leben: es beginnt

nämlich in der Geborgenheit einer Gebärmutter, dieser warmen, sicheren Höhle. Und Geborgenheit ist gleich nach der Geburt noch wichtiger als Nahrung. Dieser erste Eindruck des körperlichen Lebens in Schwerkraft sollte behütet sein und eben Geborgenheit vermitteln. Denn wie heißt es so schön: „Es gibt keine zweite Chance für einen ersten Eindruck". Mit ihm prägt sich eine Grundannahme ein, so also ist das Leben.
Eine stabile Persönlichkeit entwickelt sich am leichtesten und sichersten in einem Klima von Geborgenheit. Dann werden auch die Wunden, die auf dem Weg ins Erwachsenwerden erlebt werden, viel leichter verarbeitet und können sogar wieder heilen.

Es gibt für Kinder so furchtbar viele Möglichkeiten, dieses Sicherheitsgefühl zu verlieren. Aufgrund ihrer Hilflosigkeit sind sie den äußeren Umständen ausgeliefert. Meistens fehlt ja auch noch das Verständnis dafür, was überhaupt gerade passiert. Angst und Unbehagen, auch Panik vor unbekannten Gefahren führen in einen Zustand der Haltlosigkeit.

Aber wie immer geht das Leben einfach weiter, Tag für Tag. Bekommt ein Kind nach einer solchen Erfahrung keine Unterstützung, Hilfe oder eben Geborgenheit geschenkt, wird sie sich im Unterbewusstsein ausbreiten und zu verschiedenen Kompensationen führen. Jede tiefe Nähe in Geborgenheit wird dann zweischneidig, denn sie berührt die Erinnerung an ihr Fehlen. Tiefe Nähe wird jetzt lieber vermieden. Die Gründe dafür sucht man sich aus dem Alltagsgeschehen, der eigentliche Grund liegt in der früher erlebten Haltlosigkeit.
Das allgemein verbreitete „Easy-living" mit Spaß und oberflächlichen Genüssen mag man vielleicht mitmachen, empfindet es aber als Täuschung. Eigentlich weiß man, dass das Leben ganz anders ist.
Und immer wieder plagen Alpträume. Das Unterbewusstsein berichtet seine Erinnerungen und die Hoffnung auf tief empfundene Wärme und Zuneigung, eben Geborgenheit, schwindet mit den Jahren immer mehr.

Erst die Anerkennung der durchlebten Situationen und den dadurch entstandenen Gefühlen öffnet die Tür zur Veränderung.

Die Calypso-Orchidee berührt diesen Zustand der Haltlosigkeit. Wunderbarerweise drückt bereits ihr Name das „Bergen" aus, das „Geborgenheit schenken". Bei der Nymphe Kalypso konnte sich Odysseus von seinen Verletzungen heilen. Auch die deutsche Bezeichnung Norne berührt Schicksalsfragen: die drei Nornen leben an der Weltenesche Yggdrasil und weben das Schicksal.

In einem negativen Calypso-Verbundenheitszustand bleibt man also mit schwierigen, Angst auslösenden Erlebnissen so sehr verbunden, dass sich keine Geborgenheit einstellen kann. Man muss einen Weg suchen, diese Erlebnisse - auch wenn man sich gar nicht erinnern kann - in Kraft zu verwandeln. Aus seinen Symptomen kann man Rückschlüsse ziehen, seine Alpträume und die innere Haltlosigkeit sollte man ernst nehmen. Dann ist der Mensch durchaus in der Lage, sein „Inneres Kind" mit der nötigen Geborgenheit zu versorgen.

Wenn man in sich den positiven Verbundenheitszustand der Norne verwirklicht, wird man wieder mit der Geborgenheit durch die eigenen Ahnen versorgt werden können - und dadurch ein stabiles Fundament für ein durch Wärme getragenes Leben schaffen.

In der persönlichen Ebene:
Deine Frage berührt ein mulmiges Gefühl. Wie gerne würdest du das loswerden! Es begleitet dich aber, egal, wie sehr du das positive Denken praktizierst. Es ist wie eine Doppelbelichtung auf einem Foto: neben der Realität, die du lebst, existiert eine zweite, die dich bedrängt. Du wendest einige Energie auf, um dein Thema trotzdem so zu gestalten, wie du es für richtig hältst.
Um diese Zusammenhänge in Potential zu verwandeln ist es notwendig, anzuerkennen, dass es irgendwann in deiner Kindheit einen starken Mangel an Geborgenheit gab - dein jetziges Thema betreffend. Die daraus entstandene Haltlosigkeit hast du dir selbst kompensiert. Das hast du gut gemacht! Du bist jetzt erwachsen und kannst die Bedrohungsgefühle von damals heute verstehen und auflösen. Leider muss man dafür zuerst die Erlebnisse anerkennen und anschauen.
Gut möglich, dass du keinerlei Erinnerungen an irgendwelche Erlebnisse hast, denn sicherheitshalber verdrängt man solche Dinge ins Unterbewusstsein. Die „mulmigen" Gefühle, die Angst vor echter Nähe und die schlechten Träume erzählen aber die alte Geschichte.
Je ernster du sie nimmst und nicht länger als „Einbildungen" abtust, desto eher kannst du durch ihre Anerkennung und ihr Verstehen deinem „Inneren Kind" die fehlende Geborgenheit vermitteln - auch heute noch. Dein Unterbewusstsein kann endlich loslassen und die Erlebnisse in den Erinnerungsspeicher integrieren.
Dann kannst du auch bei diesem Thema eine Verbundenheit zu Geborgenheit und Wärme erleben. Du bist dann damit auch in der Lage, mit anderen Menschen in Verbindung zu treten, Menschen der Gegenwart und deiner Vergangenheit.

In der Ahnenebene:
Du kannst bei deiner Frage keine tragfähige Geborgenheit aus deiner Ahnenebene vermittelt bekommen. Zu schwerwiegend waren die Erlebnisse, die von manchen deiner Ahnen erlebt wurden. Diese Erlebnisse haben sich eingebrannt. Sobald es um dieses Thema von dir geht, verschwindet die Nähe, die vorher vielleicht ganz selbstverständlich anwesend war. Also fehlt es dir an Führungskraft oder Versorgungskraft. Dadurch wird es anstrengender für dich. Die Botschaft heißt zusammengefasst schlicht: dieses Thema tut weh.

Teil deiner Aufgabe ist jetzt, die Ängste und Schmerzen von manchen deiner Ahnen einfach erstmal wahrzunehmen. Sie konnten nicht mit diesem Thema leben, sie haben es erlitten.
Indem du anerkennend wahrnimmst, wie schwer es für sie war, lösen sich die dunklen Wolken langsam auf. Die Alten wollen nicht als Behinderung in unserem Leben wirken, es geschieht von selbst. Die Last ist manchmal so schwer, dass sie einfach im Gefühlsfeld einer Familie herumsteht und jeder darum herum lebt.
Wenn du diese Zusammenhänge begreifst, machst du sozusagen das Fenster auf und es kommt wieder Licht herein. Die Schrecken verblassen und dürfen in die Erinnerung zurücksinken.
Durch deine Gefühls- und Erkenntnisarbeit schenkst du die Geborgenheit rückwärts und sie wird als Kraft zu dir zurückkommen. Dein Thema kann dann zu blühen beginnen - in Verbundenheit.

Auf der Torwächterposition:
Du bemühst dich immer noch um eine Lösung. Das ist fast schon ein Beweis dafür, dass du es auch schaffen wirst - denn ein Teil von dir hat die Hoffnung schon aufgegeben. Dieser Teil empfindet alles, was mit diesem Thema zusammenhängt, als Täuschung. Keinem Gefühl kannst du wirklich vertrauen, und den beteiligten Menschen traust du auch nicht wirklich. Aber der andere Teil von dir gibt sich Mühe, es zu tun.
Es entsteht dadurch die typische Doppelbelichtung eines Calypso-Verbundenheitszustands.
So entsteht leider kein Halt. Du meisterst es aus deiner eigenen Energie, aber dir fehlt die echte Verbundenheit zu den beteiligten Menschen.
Wirkliche Kraft schöpfen wir aus Geborgenheit.
Die fehlt dir bei diesem Thema.

Woher bekommt man Geborgenheit?

Wenn deine Eltern dir bei diesem Thema keine Geborgenheit vermitteln konnten, gab es dafür sicherlich Gründe. Es ist an dieser Stelle nicht notwendig für die Lösung, diese Gründe zu ermitteln (obwohl das natürlich insgesamt gesund wäre). Es ist vielmehr notwendig für dich, Menschen und Verbindungen zu finden, die dir Geborgenheit schenken können. Und dann kannst du dich langsam aus der Steifheit der Haltlosigkeit lösen.
Diese Geborgenheit zu finden stellt die eigentliche Aufgabe dar. Sie ist es, die dir zur Lösung deiner Frage fehlt, nicht bestimmte Techniken oder Ideen. Wenn Geborgenheit empfunden werden kann, sind viele Möglichkeiten der Hilfe geeignet. Bis dahin aber bleibt das alles ein Flickwerk, obwohl das Flickwerk wirklich trotzdem notwendig ist. Auch Flickendecken können wärmen, bis man endlich gefunden hat, was man eigentlich braucht. Man darf sie nur nicht mit der Lösung verwechseln.
Und wenn es nun heißt: „Du schaffst das!", klingt das für einen Teil von dir wie der übliche Optimismus, aber für den anderen Teil von dir, der hier immer noch nach Hilfe und Antworten sucht, ist es die Wegzehrung für den nächsten Schritt. Denn deine Suche ist das wichtigste Indiz dafür, dass du es schaffen wirst.

In der Seelenebene:
Du bist optimistisch in dieses Thema gestartet - und warum auch nicht. Alle Voraussetzungen waren ja erfüllt. Warum sollte dir also misslingen, was Andere so offensichtlich erfolgreich schaffen? Aber egal was du tust, bei diesem Thema scheiterst du an bedrohlichen Erinnerungen.

Das liegt offenbar an Erfahrungen deiner Seele, die dich noch unerlöst bedrücken. Und wenn die Umwelt noch so sehr beweist, wie leicht man hier Erfolg haben kann, für dich ist das eine Täuschung. Je länger du dich mit diesem Thema beschäftigst, desto mehr unangenehme Zusammenhänge steigen in dir auf. Du kannst sie auch nicht einfach zurückdrängen, sie werden dominanter.

Du hast nun die Wahl: du kannst dieses Thema vermeiden. Der Preis ist vielleicht hoch, aber dann hast du deine Ruhe. Oder du anerkennst die Ängste, die in dir aufsteigen und leistest die Gefühlsverdauung, die hier offenbar notwendig ist. In diesem Fall beschäftigst du dich mit dem Thema und was in der Vergangenheit vielleicht damit geschehen ist.

Konkrete Erinnerungen sind gar nicht nötig. Deine Verbundenheit wird dich leiten. Manche Erfahrungen sind so schrecklich, dass sie die langen Zeiträume

brauchen, bis sie angeschaut und verdaut werden können.
Aber jede Verdauung produziert mit der Zeit auch Ausscheidungen.
Das Gute wird verwertet, der Rest wird zu Kompost. Und insgesamt entsteht die Energie, die du für die Lösung deiner Frage brauchst.

Lösungsweg:
Es ist immer wieder bitter für Menschen, Leid zu erfahren.
Es ist aber an uns, es in reines Potential zu verwandeln.
Du fühlst das Potential deiner Ahnen - es ist stark!
Setze das Potential um - in deine Ideen ... in dein Leben.

Botanik:
Calypso bulbosa wächst in der gesamten nördlichen Hemisphäre der Erde bis in Polargebiete hinein. Sie bevorzugt feuchte, moosige Nadelwälder.
Im Frühjahr erscheint nach der Schneeschmelze ein einzelnes Blatt und eine kleine Blüte von etwa 3,5 cm Durchmesser. Diese duftet nach Vanille.
Calypso erreicht Wuchshöhen von 8 bis 20 cm.

Die Bestäubung geschieht durch Hummeln, die aber keinen Nektar im Austausch erhalten. Die Insekten lernen schnell, diese Blüten zu meiden.
Im darauffolgenden Jahr sieht die Blüte dann ein klein wenig anders aus .... .
Es ist nicht bekannt, warum der botanische Name Calypso gewählt wurde.
Die Nymphe Kalypso verbarg den verletzten Odysseus sieben Jahre lang auf ihrer Insel. Das griechische „kalyptein“ bedeutet „ich berge, verberge“.
Ebenso ist nicht bekannt, ob und warum sich die deutsche Namensgebung auf die mythologische Norne bezieht.

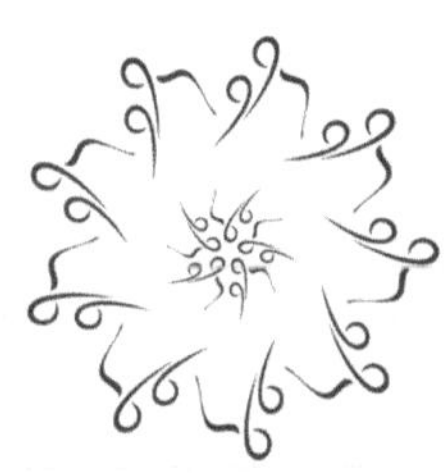

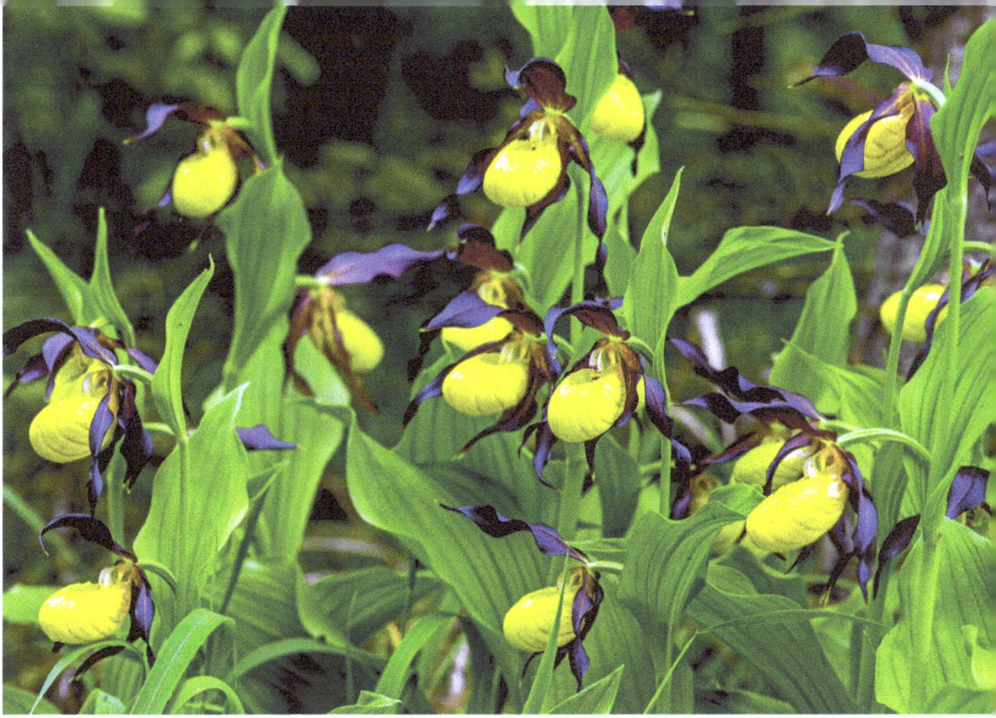

Cypripedium parviflorum - Kleinblütiger Frauenschuh

Überanstrengung - Verbundenheit durch Loslassen

- Zwischen tief in sich versunken und Explosion
- Steht unter starker nervlicher Anspannung
- Extreme Schlaflosigkeit
- Zornig oder gleichgültig
- Fühlt sich wie besetzt
- Fühlt andere auf sich herabblicken
- Ist vollkommen mit eigener innerer Hektik beschäftigt
- Verhält sich ständig sehr schuldbewusst

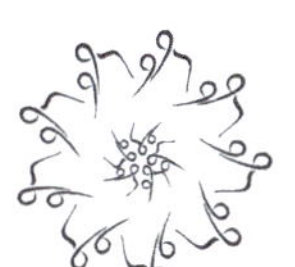

Man muss es schaffen. Man wird es auch schaffen. Es wird zwar immer enger, aber man hält es durch. Außerdem gibt es sowieso schon lange keine Wahl mehr. Es gibt nur diesen Weg und man muss es eben schaffen. Wehe, es stört jemand oder macht einen Fehler. Man hat doch ganz klar gesagt, dass das nicht geht! Wutausbruch, Spannungsentladung. Danach leider keine Entspannung, sondern völlige Erschöpfung.

Jetzt ist es noch schwerer, sich wieder aufzuraffen. Ein Energiekick muss her: Kaffee, Zucker oder sonstwas. Aufputschmittel? Wer behauptet denn sowas.

Das braucht man einfach, um überhaupt weiter machen zu können. Das ist auf die Dauer gefährlich? Egal. Es muss erstmal geschafft werden, dann geht das schon wieder.
Außerdem, wenn man jetzt versagt, ist die Häme der Anderen unerträglich. Ein Grund mehr, es jetzt zu schaffen. Hat man sich auch wirklich genug angestrengt? Da war doch dieser Motivationspodcast. Mist, den wollte man noch hören, jetzt ist es leider zu spät. Morgen, gleich morgen früh.
Obwohl - schlafen klappt wahrscheinlich auch wieder nicht so richtig.
Kann man dann ja nachts hören.
Usw. Usw. Usw.

Medizinisch könnte man von einer sympathikotonen Übererregung sprechen. Auf gut deutsch bedeutet dass, immer angespannt zu sein, ständig im 4. Gang zu fahren, immer die Überholspur zu nutzen und niemals, NIEMALS nachzulassen. Einfach, weil man etwas schaffen muss, was extrem wichtig ist.
Durch diesen Zustand verbaut man sich den Weg in die wirkliche Entspannung. Das Nervensystem schafft in der zur Verfügung stehenden Zeit den Weg zurück in die Entspannung nicht mehr. Es bleibt dauerhaft im Anspannungszustand. Dadurch brennen mit der Zeit diese hormonellen Regelkreise aus. Wutausbrüche werden normal, die Umwelt wird als Bedrohung des eigenen fragilen Gleichgewichts wahrgenommen und man beschäftigt sich nur noch mit dem Durchhalten. Gelegentlich versinkt man in einer Art Miniaturtrance aus purer Erschöpfung, um anschließend einfach weiter zu machen, am Besten mit dem nächsten Kaffee.

Wie gerät man denn nur in solche Zustände? Was kann so wichtig sein, dass man sein Leben in einer permanenten Anspannung kaputtgehen lässt?
Es muss etwas sein, das größer als der Wunsch nach einem friedlichen Leben ist. Eine Mission, eine Aufgabe. Und mit Sicherheit hat diese Aufgabe Bezüge zu Erlebnissen und Gefühlen, die älter sind als die Gegenwart. Dadurch werden sie so schrecklich wichtig.

Bezieht man diese Gefühle außerdem auf die Ebene des „Inneren Kindes", also den Gefühlen, die sich in der frühen Kindheit als Wahrheit einprägen, ist man schnell bei solchen Standardsätzen: „Wenn du .... machst/bist, hat dich die Mama/der Papa nicht mehr lieb". Oder: „Das wirst du ja wohl schaffen", „Sei nicht so faul". Im richtigen Moment und mit der richtigen Angst verbunden, kann sich ein Muster entwickeln, dass in bestimmten Bereichen dazu führt, die eigenen gesunden Leistungsgrenzen gnadenlos zu überschreiten.
Wenn ich als Kind gelernt habe, dass ich möglicherweise meinen sicheren

Platz verliere, wenn ich nicht mache, was von mir erwartet wird, ist der Weg in einen negativen Cypripedium-Zustand der Verbundenheit vorbereitet.

Damit sollen die Sachzwänge des täglichen Erwachsenenlebens nicht relativiert werden. Man muss nun mal für seine Kinder sorgen, für die warme Wohnung, für den Lebensunterhalt. Das verlangt heutzutage von manchen Menschen genausoviel unfreiwilligen Einsatz wie von einem „Workaholic" an der Börse (leider bei weit geringerem Verdienst).

Im negativen Cypripedium-Verbundenheitszustand bekommt das alles aber ein bestimmtes Gewürz: die Verachtung von außen. Man möchte um jeden Preis vermeiden, von „den Leuten" (und natürlich auch der eigenen Familie) verachtet zu werden. Also strengt man sich über die Gebühr an, um etwas zu erreichen, was vermeintlich den Status hebt. Das kann ein schickes Auto sein oder die Position als Abteilungsleiter, aber auch das perfekte Zuhause oder der sportliche Erfolg. Das hängt völlig von dem Umfeld ab, von dem man anerkannt werden möchte.

Im positiven Cypripedium-Verbundenheitszustand kann man Wünsche loslassen oder Menschen, die für das eigene Leben unpassend sind.
Die Maßstäbe für Achtung und Zugehörigkeit werden mit einem gesunden Selbstwert gemessen. Man muss und will sich nicht verbiegen, um irgendwo dazuzugehören. Mit dem ruhigen Wissen, dass sich die Menschen so zueinander finden, wie sie auch zusammenpassen, sucht man sich seinen Platz im Leben aus.
Mit dieser inneren Haltung gelingt auch Entspannung. Nach einer notwendigen Anspannung kann man wieder loslassen, seinen Körper und seinen Geist „hängenlassen" und den Dingen ihren Lauf lassen. Alles ist an seinem richtigen Platz.

In der persönlichen Ebene:
Es gibt einen Aspekt in deiner Frage, der dich dazu bringt, deine Leistungsgrenzen zu überschreiten. Das muss nicht zwangsläufig durch körperlichen oder geistigen Einsatz geschehen. Auch emotional kann man überfordert sein und trotzdem weitermachen.
Natürlich ist es schädlich, sich zu überfordern, das ist dir selbstverständlich bewusst. Gehst du trotzdem (zeitweise) über deine Grenzen, hast du wahrscheinlich gute Gründe dafür.

Hier ist aber viel wahrscheinlicher ein unbewusstes Muster am Werk. In einem Aspekt deiner Frage versteckt sich eine alte Wunde, die gar nicht offensichtlich ist. Weil es schon lange Zeit selbstverständlich ist, in diesem Punkt mehr zu geben, als eigentlich gut wäre, bemerkst du diesen Umstand vielleicht gar nicht. Oder du hast dich damit abgefunden. Würdest du dich an diesem Punkt verweigern, würden - deiner Meinung nach - alle anderen Beteiligten auf dich herabsehen. Das möchtest du um jeden Preis vermeiden. Also gibst du und gibst du und .....

Die Lösung ist in Erfahrungen deiner frühen Kindheit versteckt. Ein Kind reagiert ganz automatisch mit Wohlverhalten, wenn es seine Existenz bedroht fühlt. Es macht dann, was von ihm erwartet wird. Welche Sätze sind dir im Gedächtnis, wenn es - im weitesten Sinn - um dein jetziges Thema geht? „Wenn du das machst, hat dich Mama nicht mehr lieb" - „Sei nicht so ungezogen, man gibt keine Widerworte" - „Aus dir wird nie was, wenn du so weitermachst" - „Das tut man nicht" - .....

Man kann mit seinem heutigen erwachsenen Bewusstsein sein eigenes kleines Kinderbewusstsein an die Hand nehmen und ihm erklären, dass heute (bei uns) beinahe keine Lebensgefahr mehr besteht, wenn man seinen eigenen Willen zeigt. Man kann erklären, wie gesund es ist, Grenzen zu ziehen und anderen Menschen ihr Schicksal zu lassen. Du wirst die richtigen Worte finden, um dich selbst aus der Überanstrengung zu erlösen. Du gehst nicht verloren! Die (vermeintliche) Verachtung der Umgebung wird sich verwandeln in Achtung dafür, dass du Konturen zeigst.
Alles andere kannst du getrost loslassen.

In der Ahnenebene:
Bei diesem Thema hat in der Vergangenheit jemand aus deiner Ahnenreihe die Zugehörigkeit verloren. Was soll das bedeuten?
Die Zugehörigkeit zur Familie oder Gruppe verliert man, wenn man sich gegen wichtige Werte verhält. Dazu gehören Dinge wie das Begehen von Straftaten, aber auch ein Fehlverhalten, das moralische Werte verletzt. Straftaten, auch strafrechtlich verfolgte und auch wenn sie verbüßt wurden, hinterlassen im Ahnenfeld Wunden.
Einige Nachkommen werden in verschiedener Form danach streben, etwas „wieder gut zu machen". Gleichzeitig könnten andere Nachkommen mit dem Täter solidarisch sein. Es ist ein großer Gefühlsknoten für alle Folgenden zu lösen.

Im Cypripedium-Verbundenheitszustand bekommt man aus dem Ahnenfeld die Gefühle des Verlustes von Zugehörigkeit vermittelt. Nun muss beileibe niemand der eigenen Ahnen eine reale Straftat verübt haben, aber es gibt Handlungen, die moralisch verwerflich sind. Manch einer verzockt den Familienbesitz, ein Anderer lässt Frau und Kinder allein zurück, durch Intrigen kann Schaden entstanden sein. Die Gründe für solches Verhalten sollen hier keine Rolle spielen. Es bleibt ein Gefühl von Verbundenheit zu solchen Personen übrig, die einzelne Familienmitglieder haben. Beinahe, als wollten sie wiedergutmachen, was damals passiert ist.
Nun strengt man sich also über die Gebühr an, dass dieses Geschehen sich nicht wiederholt. Selbstverständlich macht das niemand absichtlich. Es ist ein ganz und gar unbewusster Vorgang, wie eine Art Auftrag aus dem Ahnenfeld. „Du musst hier besonders tüchtig sein, denn dein ..... hat damals alles kaputt gemacht." So ähnlich gibt sich ein wortloser Gefühlsauftrag weiter.
Das Ganze bezieht sich wohlgemerkt auf die Inhalte der heutigen Frage.

Wie kann man hier aus der Überanstrengung entlassen werden? Durch das bewusste Nachempfinden der alten Situation wacht man in der Gegenwart auf.

- Ich muss ja gar nicht unbedingt jede Menge Geld verdienen, es reicht doch eigentlich bereits.
- Ich muss mich nicht um alle Familienmitglieder kümmern, die können das auch selbst.
- Ich muss nicht unbedingt der/die Beste in meinem Fach sein.

Usw.

Durch dieses Aufwachen in der Gegenwart lösen sich auch für die Ahnen manche Knoten. Alles, was damals war, gehörte zum Erfahrungsweg dieser Familie. Nicht mehr und nicht weniger. Und heute können Herzen heilen, weil wir Zeit und Raum dafür haben.

Auf der Torwächterposition:
Was immer auch dein Thema ist, du kannst die Lösung nicht erzwingen. Weder durch angestrengte Arbeit noch durch eine globale Schuldübernahme kommst du an dein Ziel. Es ist beeindruckend, wieviel Energie du aufbringen kannst! Aber das macht dich früher oder später kaputt.
Irgendwo in dir - aus dem Ahnenfeld, deiner eigenen Seelengeschichte oder aus deiner jetzigen Kindheit - ist eine Erinnerung versteckt, die angstbesetzt und schmerzhaft den Verlust der Zugehörigkeit erlebt hat. „Du gehörst hier

nicht mehr dazu" - was für ein schrecklicher Satz.
In alten Zeiten kam es einem Todesurteil nahe. Noch im Mittelalter wurde ein Bann ausgesprochen, der jemanden zum Leben im Wald zwang, wo man alleine nicht lange überlebte.
Aber auch kindliche Angstgefühle reichen aus, um ein krankhaftes Durchhalten von anstrengenden Verhältnissen zu fördern.
Lass los!
Das sagt sich so einfach. Aber leider ist darin die Lösung versteckt. Zuerst musst du natürlich danach suchen, was du überhaupt loslassen sollst - und was nicht.
Ein solcher Cypripedium-Torwächter will, dass du den Kopf hebst und erkennst, was dich solche Schuldgefühle haben lässt. Das Ziel ist, dass du dich aus diesem Angstknoten befreist.

Die für dich richtigen Menschen warten schon darauf,
dass du endlich zurückkommst.

Alle krankmachenden Zugehörigkeiten dürfen einfach aufhören,
wenn du es willst.

In der Seelenebene:
Dein Thema berührt die alte Wunde. Du wurdest aus einer Gemeinschaft ausgeschlossen. Dadurch hast du auch dein Leben verloren, ob nun physisch durch den Tod oder seelisch durch fehlende Liebe und Zugehörigkeit.
Seitdem gibst du, sobald es um dieses Thema geht, alles. Du bist besser als der Durchschnitt. Arbeitest mehr und gründlicher. Aber nutzt es etwas? Oder hast du auch schon das Gegenteil ausprobiert und alles verweigert, was zu diesem Thema gehört? Das ist letztendlich das Gleiche, nur andersherum gewendet.
Kern des heutigen Problems ist, dass du das Maß verloren hast, wieviel Einsatz zu geben gesund ist und wann es einfach zu viel wird.
Lass die alte Verbundenheit endlich ausvibrieren. Was war damals so schlimm? Gib alle diese großen Gefühle - in deinem Tempo - in den großen Kreislauf zurück. Schenke sie dem Ozean, wirf sie vom Berggipfel, vergrabe sie in der Erde. Immer wieder, sobald dich das Gefühl anrührt, nicht genug zu leisten, etwas wieder gut machen zu müssen oder von „den Anderen" verachtet zu werden. Das sind alles alte Emotionen, die du nun loslassen darfst.
Werde neu und frisch in der Erkenntnis, dass du dich nicht mehr anstrengen musst, sondern „einfach so" dazugehörst.

Lösungsweg:

In deinem Ahnenfeld gibt es eine Erinnerung an einen Verlust der Zugehörigkeit.

Menschen können so etwas erleben ... in Wahrheit gibt es keinen Ausschluss - und dein Herz weiß das. Du bist in einem Prozess der Seelenwundheilung.

Botanik:

Der Kleinblütige Frauenschuh ist in Nordamerika und Kanada heimisch.

Er ähnelt stark den europäischen Varianten C. pubescens oder C. calceolus.

Bräunlich-orangene bis gelbe Blüten bilden eine Blütenlippe in Pantoffelform von etwa 3-6 cm.

Die Pflanze erreicht eine Wuchshöhe um die 35 cm. Sie wächst in feuchten, halbschattigen Laubwäldern.

Es besteht eine Symbiose mit einem Wurzelpilz, der sie mehrere Jahre lang ernährt, bevor das erste Blatt austreibt. Blühreife erlangt Cypripedium erst nach vielen Jahren.

Diese Orchidee bildet keine Knollen aus.

Sie kann sich vegetativ durch Rhizome (Wurzelverdickungen) vermehren.

Diese Rhizome duften nach Moschus, während die Blüten duftlos sind.

Man bezeichnet diesen Blütentyp als Kesselfalle. Insekten werden von Form und Farbe angelockt und finden unter Umständen nicht mehr aus der Blüte heraus. Es befindet sich kein Nektar in der Blüte, oft aber andere räuberische Insekten oder Spinnen.

Der Gattungsname Cypripedium leitet sich wahrscheinlich vom griechischen „Kypris“ her, ein Beiname der Göttin Aphrodite.

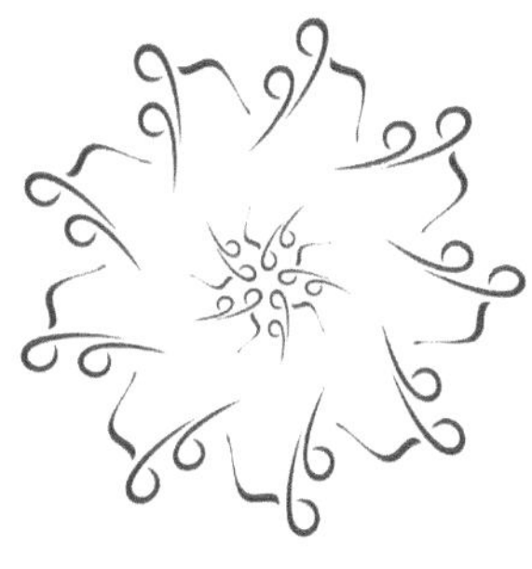

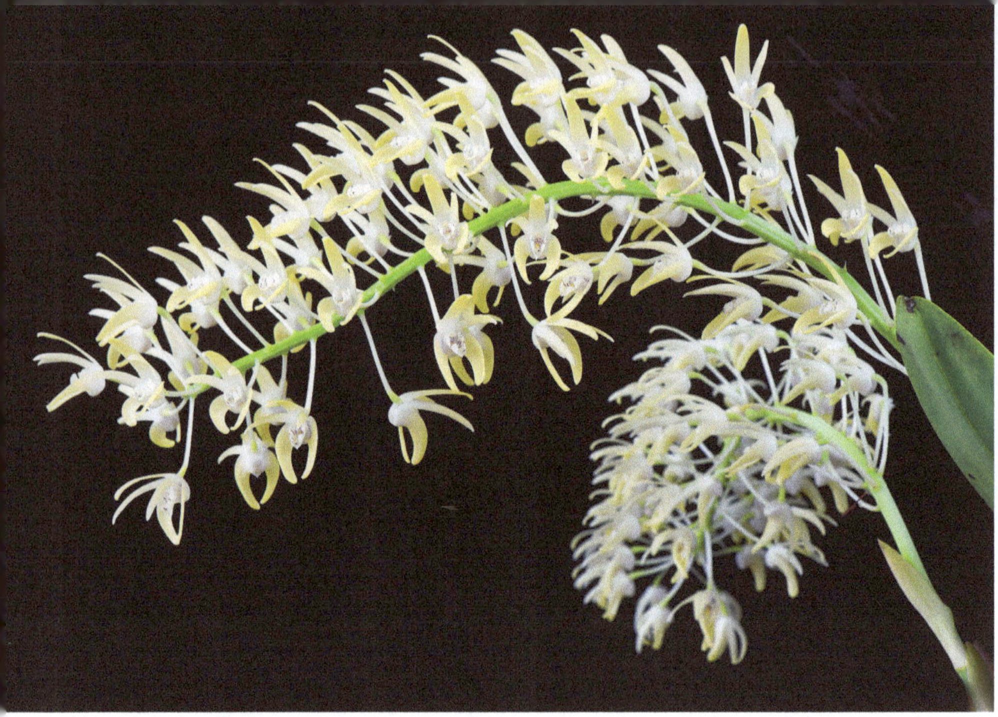

Dendrobium speciosum - Felsorchidee
Gefangenschaft - Verbundenheit durch Wahlfreiheit

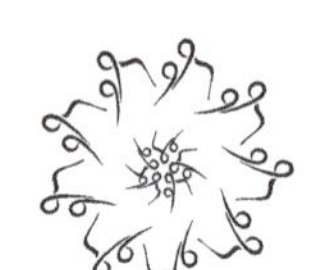

- Angst vor dem eigenen Schatten
- Innerliche große Sorge
- Zwingt sich in ein Programm
- Meditation, um nicht mehr zu inkarnieren
- Hätte gern schon alles erledigt
- Es besteht ein eigentümlicher Abstand zum eigenen Körper
- Hat häufig langsame, flache Atmung, wie nicht ganz da
- Lebt wie in einer Wiederholung

Hier kommst du jetzt erstmal nicht wieder weg. Verschlossene Türen, vergitterte Fenster und eine endlose Anzahl von Jahren vor sich. Eingesperrt. Trotzdem gibt es Interaktionen, die gefährlich werden können.
Man muss gut aufpassen, die Umwelt nicht zu verärgern.
Was für eine bes........ Situation.
Und obendrein bist du höchstwahrscheinlich noch selbst Schuld daran.
Man nennt es Gefängnis.

Übertragen wir diese Gefühle einmal auf die Situation eines Säuglings. Sich seiner Selbst irgendwie bewusst, voller drängender Bedürfnisse und all dem hoffnungslos ausgeliefert. Wenn oft genug oder stark genug darunter gelitten wird, weder seine Not befriedigt zu bekommen (und Angst wiegt da sicherlich schwerer als Hunger), noch irgendetwas an dieser Situation ändern zu können (weil man das eben noch nicht selbst kann) - wird man es nicht als Gefangenschaft bezeichnen, weil dieser Begriff viel zu abstrakt ist, aber es möglicherweise genauso empfinden.
Jeder Tag und jede Nacht sind also eine Herausforderung, die es zu bewältigen gilt. Bloß nicht wieder in die erschöpfende Verzweiflung fallen, heißt die wortlose Devise.

Wir gestehen einem Säugling eigentlich nicht solche heftigen Gefühle und Konflikte zu. Aber diese kollektive Blindheit gegenüber den Gefühlen von hilflos ausgelieferten Wesen rührt aus unser aller gut verdrängten Geschichte her. Hier ist nicht der Ort, diese Geschichte aufzurollen. Es reicht schon aus, sich zu erinnern, dass bis in die Siebziger-Jahre des 20. Jahrhunderts an Säuglingen ohne Narkose operiert wurde, weil die ja (angeblich) noch kein fertig ausgebildetes Nervensystem haben.

Jedes Gefängnis ist irgendwann beendet. Aber bis dahin entstehen Strategien, um mit der Situation und den Gefühlen so umzugehen, dass die Verzweiflung nicht überhand nimmt. Man gibt sich selbst Erklärungen und sucht nach Lösungen. Eine Lösung, die für einen Säugling noch näher liegt als für Ältere, ist der Abstand zum Körper. Zur Zeit der Schwangerschaft war das Bewusstsein des Wesens lange Zeit außerhalb dieses noch wachsenden Körpers. Vielleicht gelingt es dort draußen, Ruhe zu finden.

Die Verhältnisse ändern sich mit der Zeit unmerklich, man erhält Verfügung über seinen Körper, man wird „groß". Aber die starken Gefühlserlebnisse liegen - ohne Worte, weil das Gehirn damals noch keine Verknüpfungen herstellen konnte - nicht weit unter der Oberfläche des Bewusstseins.
Die Existenz in einem festen Körper, überhaupt in dieser unerbittlich der Schwerkraft unterworfenen Welt, wird als Last empfunden. Es gibt immer die Gefahr, in völlige Verzweiflung abzustürzen. Also nimmt man gerne jede Gelegenheit wahr, in Traumwelten spazieren zu gehen.
Auch die schiere Existenz in diesem Körper wird infrage gestellt.
War es vielleicht eine Strafe, hier „herabsteigen" zu müssen? Was kann ich tun, um „das hier" nicht wieder erleben zu müssen?

Das Interesse an Methoden, sich von dieser Welt zu entfernen, ist groß. Im schwierigen Fall sind das bewusstseinsverändernde Substanzen, im eher reflektierten Fall sind das Methoden wie Yoga (sich bewegen, um sich irgendwann nicht mehr bewegen zu müssen), Einweihungslehrgänge, religiöse Betätigung und Meditation. Es geht viel Lebenskraft in die Suche nach einem Ausweg (immer noch.....).

Die Felsorchidee berührt diese Zusammenhänge. Interessanterweise ist eine nahe Verwandte, Dendrobium nobile, als „Ethnodroge" in Gebrauch.

Durch die Beschäftigung mit Dendrobium speciosum kann man prüfen, ob man möglicherweise spirituelle Dinge in sein Leben holt, UM ZU vermeiden, das Leben spüren zu müssen.
Das „UM ZU" ist der Schlüssel in den verschlossenen Teil des eigenen Schattens. Dahinter lauert die Angst vor dem Ausgeliefertsein.

Im negativen Dendrobium speciosum-Verbundenheitszustand führen also Teile des Unterbewusstseins dazu, hier nicht wirklich vollständig am Leben teilzunehmen. Jede Gelegenheit wird genutzt, um irgendwie auszusteigen.
Im positiven, erlösten Verbundenheitszustand von Dendrobium speciosum kann man in beiden Seinszuständen - einerseits tief verbunden mit dem physischen Körper und seiner Existenz in dieser Welt und andererseits mit der Leichtigkeit der astralen Traumwelten und dem Flug der Seele in die Heimat - zufrieden leben.

In der persönlichen Ebene:
Mit deiner Frage wird etwas in dir berührt, dass du lieber nicht mehr fühlen möchtest. Es sind Erinnerungen an hilflose und ausgelieferte Erlebnisse, die dich tief verstört haben. Wieso war keine Hilfe da? Heißt es nicht, dass alles behütet wird - von Gott, von Mutter und Vater, von den behütenden Engeln? Warum ich nicht?
Das ist eine schwer zu beantwortende Frage. Manchmal braucht man viele Leben lang, um sie befriedigend zu beantworten. Es ist die Schicksalsfrage schlechthin.
Untersuche, wie du es gelöst hast, das Unerträgliche auszuhalten.
Diese Methoden stehen dir nun im Weg, um deine Frage/dein Thema gut zu lösen.
Der Schlüssel heißt: wieder echt fühlen. Wirklich realistisch fühlen, nicht nur das fühlen, was man denkt, gerne fühlen zu wollen.

Wahrscheinlich ist das nicht einfach, denn die verdrängten Gefühle erscheinen dumpf bedrohlich.
Und davor sitzt noch die Nebelwand der freiwilligen Betäubung.

Erlaube dir, dein eigenes Tempo zu finden. Der Entschluss, die Betäubung hinter dir zu lassen, bedeutet nicht, sofort komplett in die schwierigen Gefühle eintauchen zu müssen. Du machst es in deinem Tempo. Hauptsache, du anerkennst ihre Existenz und bist dir bewusst, dass eine Verdauungsarbeit vor dir liegt. Es wird seine Zeit dauern. Und der Glaube, dass es besser ist, ins kalte Wasser zu springen und sofort alles aufzulösen, ist nur ein weiterer Versuch, es irgendwie erledigt zu haben, um es dann nie wieder fühlen zu müssen.
Nein.
So funktioniert es nicht.
Verdaue Stück für Stück, was sich da zeigen möchte. Nimm es ernst, vertraue deinem Unterbewusstsein. Es wird immer nur die Schritte mit dir gehen können, die für alle beteiligten Ebenen in Ordnung sind.
Am Ende bist du angekommen! Am Ende beginnt es endlich. Genieße den Weg dorthin als dein Leben, nimm alles Schöne wahr und vertraue darauf, dass auch das Schwierige seinen Platz in deiner Entwicklung hat.

In der Ahnenebene:
Es gab in deiner Ahnenreihe Erlebnisse und Lebenszustände, die dir heute noch große Angst bereiten. Das könnte alles wieder passieren: Flucht und Vertreibung, Vernichtung und Krieg, Hunger und Arbeitslosigkeit, Siechtum und Krankheit, Verfolgung und Not.
Was für eine Welt! Sie haben gelitten und trotzdem existierst heute du.
Immer ist es irgendwie weitergegangen, sonst wärst du nicht hier.
Aber deine Frage berührt diese Erinnerungen. Was soll man nur machen, wenn das wieder losgeht? Und die vielen drängenden Erinnerungen in deinen Zellen bringen dich dazu, lieber abzutauchen in Traumwelten. Betäubung kommt dir gerade recht.
Manchmal äußert sich alter Schmerz aus der Ahnenwelt auch in realen körperlichen oder seelischen Schmerzen deines eigenen Körpers. Man kann das nicht immer genau trennen. Natürlich gibt es einen heutigen Auslöser deiner Schmerzen. Sind sie aber verknüpft mit alten Erinnerungen, lassen sie sich nicht so leicht wieder vertreiben.
Dann ist ein Bezug zu „alten" Schmerzen möglich.

Nun bist du gefordert, diese Schmerzen zu verdauen. Indem du Lösungsmöglichkeiten der Gegenwart findest, erlöst du gleichzeitig die übernommenen Schmerzen deiner Ahnen.
Entscheidest du dich aber für die Betäubung - durch Chemie, Drogen (dazu zählen auch Alkohol, Zucker und Nikotin) oder Phantasiewelten (Filme, Romane und Games) - reihst du dich ein in die Abfolge der Gebeugten.
Es wiederholt sich das duldsame Aushalten und Abwarten, bis es endlich vorbei ist.

Aber ist das ein Leben? Ist das in deinem Sinn? Nein, denn du fragst ja gerade um Hilfe und Rat. Also heißt es aufwachen und ankommen im Hier und Jetzt. Wann immer du die Betäubung wählst, ziehst du es vor, nicht das volle Leben zu spüren. Anerkenne dieses Bedürfnis als Teil deines Aufwachprozesses! Wenn du es bewusst wählst, bist du lebendiger, als wenn du ein starres Programm durchziehst, eine Art Lebensdiät, mit dem Ziel, etwas loszuwerden. Auch das Leben beschert dir nur den Jojo-Effekt. Es kommt immer wieder zurück, bis man jeden Schicksalsbissen wirklich verdaut hat.
Gegen Meditation ist rein gar nichts einzuwenden.
Aber wenn man sie anwendet, um von hier zu entwischen, kehrt sich der Nutzen in sein Gegenteil um.

Wir brauchen alle eine neue Kultur des Jammerns. Man muss ehrlich jammern dürfen, ohne das Gesicht zu verlieren und ohne die Umwelt zu nerven. Lasst uns jammern und fröhlich sein, alles abwechselnd. Denn es ist sowieso immer gleichzeitig anwesend.
Und mit deiner Frage berührst du diese Zusammenhänge. Trau dich, das volle Leben zu spüren. Nicht die Nöte der vergangenen Zeiten bringen dich um das lebendige Leben, sondern die Angst davor.

Auf der Torwächterposition:
Du hast dir etwas vorgenommen. Deine Frage erzählt davon. Es gibt ein Ziel. Du möchtest gern alles geben, um es bald zu erreichen. Du stellst einen Plan auf, der die Etappen markiert. Wenn dies geschafft ist, kommt jenes und anschließend das.
In der Theorie ist es recht einfach. Man muss jetzt nur noch da langlaufen.
In den Ratgebern wird es auch so beschrieben, warum sollte es also nicht funktionieren?
Weil das Leben nicht zweidimensional ist, noch nicht mal dreidimensional,

sondern höchst vielfältig verschlungen.
Wir gehen jeden Weg mit unserem gesamten Unterbewusstsein. In diesem befinden sich die Erfahrungen aller unserer Ahnen und unser gesamter Seelenweg. Wer kann schon so genau sagen, was alles reagiert, wenn wir in eine bestimmte Richtung gehen?

Vorhersagen kann es niemand, aber die tägliche Realität zeigt es getreu. Nur, wenn wir hier genau hinfühlen und hinschauen, gehen wir einen ehrlichen Weg, der uns weiterbringt. Verschließen wir uns vor diesen Tatsachen und folgen wir einem Programm, weil es vermeintlich schnell zum Ziel führt, haben wir den eigenen Weg verlassen und folgen fremden Vorgaben.
Es ist nicht leicht, bei sich selbst anzukommen. Zu vieles stößt uns ab oder macht uns Angst. Leider geht ein befreiender Weg nur durch die Ankunft bei sich selbst. Das nennt man dann wohl Selbstverwirklichung. Aber dieses Selbst ist - wie gesagt - aus einem mächtig großen Unterbewusstsein und einer interessanten Ahnenreihe gebaut.
Es bleibt am Ende nur das Entdecken dieses Selbstes übrig. Die „Dendrobium-Verbundenheit" möchte dich darauf hinweisen, dass es keine Methode und keine Substanz in dieser Welt gibt, die dir diesen Aufwachprozess der Ankunft bei dir selbst abkürzen kann.

In der Seelenebene:
Du hast einige Erfahrungen in dir, dich diszipliniert auf ein Ziel zugehen zu lassen. Hast du dieses Ziel erreicht? Deine heutige Frage berührt diese Erfahrungen der strikten Befolgung eines Weges.

Mit jeder disziplinierten Entscheidung hast du dich ein kleines Stück mehr von den Bedürfnissen deines Ichs entfernt. Für einen Teil von dir war das befriedigend, für einen anderen Teil bedeutete es Entbehrung. Möglicherweise leben gerade all diese verdrängten und frustrierten Anteile deiner Seele auf, weil du dich mit diesem Thema beschäftigst. Etwas in dir erinnert sich an den Preis, den du bereits bezahlt hast.
Überlege, was dir dein Ziel/dein Thema wert ist und warum es das ist.
Überlege, welchen Preis der Weg dorthin kostet. Und fühle dann genau hin, was alles in dir spricht.
Die Dendrobium-Verbundenheit verbindet dich mit allen diesen Anteilen deiner Gefühle, auch den verdrängten und unbewussten. Die Vergangenheit deiner Seele hat hier Erfahrungen beizusteuern, die du nicht wiederholen sollst.

Öffne dein Herz für deine Welt und verlasse die Weltanschauungen der vorgefertigten Programme. Beginne, jede Lebensäußerung ernst zu nehmen und betrachte sie neutral. Du entkommst dir sowieso nicht ....
Aber bitte alles Schritt für Schritt. Nichts überstürzen, aber auch nichts übergehen. Einfach nur wahrnehmen, also „wahr"-nehmen. Das bist du. Du bist hier nicht eingesperrt, sondern auf einem langen Weg des Wieder-Aufwachens.

Lösungsweg:
Um zu gehen ... musst du erst angekommen sein. Öffne dein Herz für diese Welt. Beginne, mit deinem Schatten zu tanzen. Suche danach, was dir wirklich Freude macht.

Botanik:
Dendrobium speciosum ist eine sehr variable Orchidee aus Australien und Neuseeland.
Sie kann verschieden groß werden und bildet auf heimischen Felsen verfilzte Teppiche von weitem Ausmaß. Der lateinische Zusatz „speciosum" bedeutet schön, großartig oder auffällig.
Sie wächst als Epiphyt (Aufsitzerpflanze) oder Lithophyt (auf Stein/Felsen wachsend). Die Äste werden als Pseudobulben bezeichnet und variieren in der Länge zwischen 5 bis 180 cm. Die Blüten erscheinen als Traubenstände mit bis zu 200 Einzelblüten von weißer bis hellgelber Farbe.
Sie duften auffallend stark. Alle Blüten öffnen sich gleichzeitig.
Sie lässt sich relativ leicht in europäischen Gärten und Zimmern kultivieren.
Die chinesische Volksmedizin verwendet andere Dendrobiumarten zur Verdauungsstärkung.
Eine nahe Verwandte der Felsorchidee - Dendrobium nobile - enthält psychoaktive Wirkstoffe mit Cannabis-ähnlicher Wirkung.

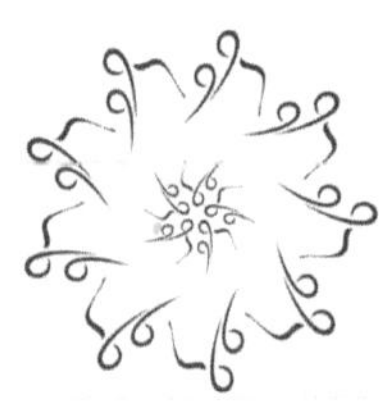

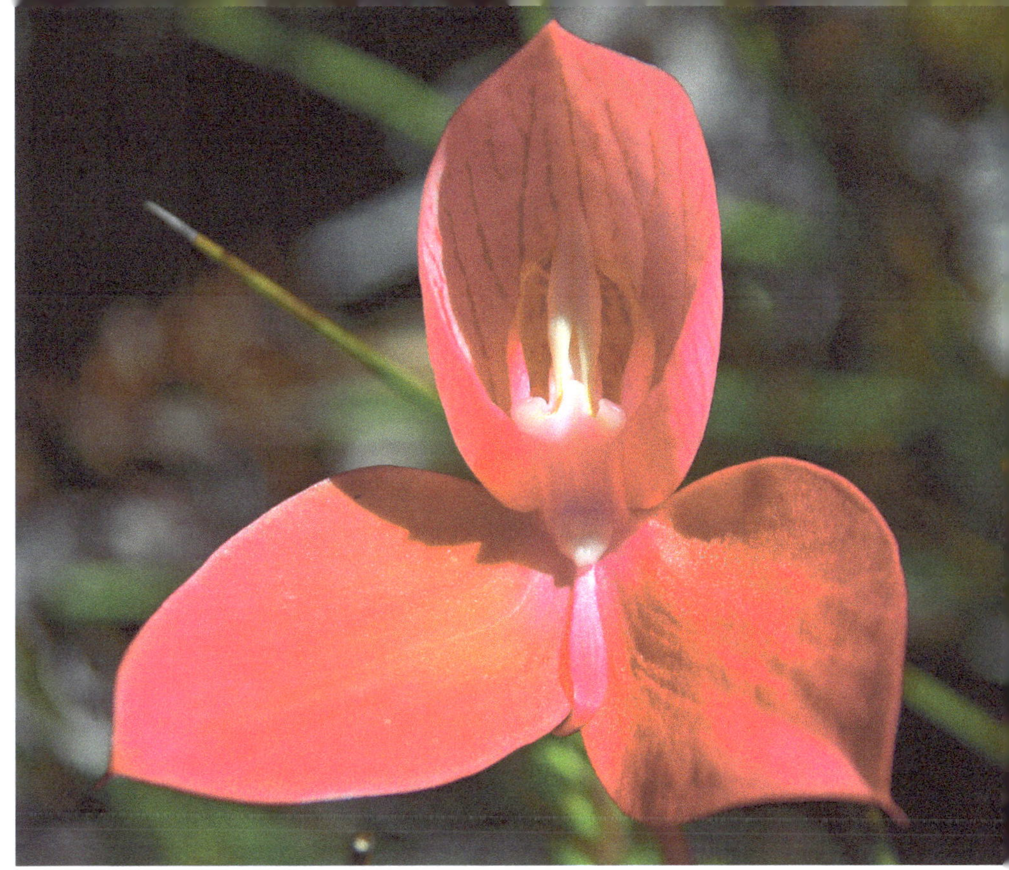

Disa uniflora - Stolz des Tafelbergs
Weltverachtung - Verbundenheit durch Verbindung

- Ist grundsätzlich gelangweilt vom Erdenleben
- Muss sich Anerkennung hart erarbeiten
- Geht ständig über die eigenen Grenzen
- Erfüllt die Alltagstätigkeiten monoton
- Erträgt kein Small-Talk-Gerede
- Hass auf menschliche Lügen und Kleingeister
- Schlaflosigkeit wegen Sehnsucht nach dem Himmel
- Atemnot und Asthma bei dem Gefühl, gefangen zu sein

Kann man die Welt, so wie sie gerade ist, lieben?
Klimawandel und drohender Weltuntergang, Ausbeutung von Menschen,

Tieren und Natur, Diktaturen und Terror, Ideologien, Lügen.
Und alle sehen nur zu. Es ist so abstoßend!
Dabei haben es die großen Eingeweihten längst vorgemacht, wie man sich verhalten soll, um dauerhaften Frieden und Befreiung zu erlangen - für alle.
Aber die Masse der Menschen schaut lieber Fernsehen und betäubt sich mit allem, was man kriegen kann.
Wenn man doch nur aus dieser Kleingeisterei entkommen könnte! Entsetzlich, wie banal alles geworden ist. Aber man muss das durchhalten, es gibt schließlich hohe Ziele zu erreichen und dafür lohnt es sich. Das irdische Jammertal will eben überwunden werden.
Es wäre ja schon ein großer Fortschritt, wenn wenigstens nicht soviel Lüge und Betrug zwischen den Menschen herrschte.
Es ist beinahe nicht zu ertragen.

So oder so ähnlich mag mancher Mensch empfinden, der sich lange darum bemüht, die Welt und sich selbst in einen befreiten Zustand zu bringen.

Es ist ein elender Zustand! Aber er ist die Vorbereitung für das Verständnis des großen Ganzen. Denn alle diese Fragen sind ja existenziell. Warum wird denn alles immer schlimmer? Warum werden denn die Bösewichte nicht bestraft?

Es ist eine Beurteilung der Verhältnisse mit einem menschlichen Maßstab. Dieser Maßstab ist zwangsläufig begrenzt. Und obendrein versteckt sich eine große Portion Selbstüberschätzung darin.
Entweder halte ich eine göttliche Sphäre für wahr - dann sollte ich vielleicht mehr Vertrauen in ihr Wirken haben?
Oder ich halte sie für Einbildung - dann kann ich doch eigentlich auch mittanzen auf dem Vulkan, der bald explodieren wird?

Man muss, um den Disa-Verbundenheitszustand zu verstehen, die Sehnsucht nach Erlösung anschauen. Sie ist elementar und man ist ohne weiteres bereit, alles für sie zu tun. Das Herz gehört der göttlichen Welt, in der es weder Lüge noch Not gibt.

Wie entsteht diese starke Sehnsucht? Natürlich ist es auch eine Gestimmtheit der Seele auf ihrer Suche nach Hause. Aber auch als Kind kann man solche Gefühle entwickeln.

Ein Zuhause, dass von Oberflächlichkeit und Kleingeisterei, vielleicht auch noch durch Dünkel oder Verlogenheit geprägt war, kann bei einem sensiblen Kind

solche Abwehrreaktionen produzieren. Gefangen in dieser Atmosphäre sucht sich der wachsende Mensch frühzeitig erklärende und auch erlösende Ideen. Es verfestigt sich die Idee der „richtigen" Lebenshaltung, um endlich an echte Liebe, Sinn und Wärme zu kommen. Dass diese durchaus auch in dieser Welt vorhanden sind, ist dem jungen Menschen noch nicht erfahrbar.
Das Herz verschließt sich vor den vielen kleinen Enttäuschungen.

Der negative Zustand von Verbundenheit der Disa uniflora ist also eine Mischung aus Dienstbarkeit, um schneller in den ersehnten Seelenzustand zu kommen, und gleichzeitig eine leicht arrogante Abwehrhaltung gegen die Banalitäten der Dumpfheit.
Im positiv erlösten Disa-Zustand kann man - gerade weil man mittendrin lebt - die Marotten und Notlügen seiner Umgebung mit Milde anschauen und manches sogar lieb haben. Die sehnsüchtige Suche nach einer besseren Welt bleibt realistisch und schmerzt nicht mehr.

In der persönlichen Ebene:
Sobald du dich im Themenkreis deiner jetzigen Frage bewegst, gehen dir die Banalitäten der Umgebung mehr auf den Geist als sonst. Dieses Thema ist dir zu wichtig, um es von Small-Talk zerreden zu lassen oder es selbsternannten Besserwissern zu überlassen.
Du meinst, verstanden zu haben, wie man das Problem eigentlich zu lösen hat. Aber! Die machen alle nicht mit! Die meisten sagen dies und tun das andere. Das frustriert dich wirklich. Und wenn du konsequent das (deiner Meinung nach) richtige tust, lehnen die Anderen dich auch noch ab. Du bist irgendwie schnell ein Außenseiter, weil du eben nicht mitmachst im Spiel.
Im schlimmsten Fall bist du schon so lange gezwungen, die Sehnsucht nach Wahrheit und Gerechtigkeit zu ertragen, dass dein Körper mit unterdrückter Wut reagiert: es bleibt dir die Luft weg, du entwickelst ein (psychosomatisches) Asthma.

Im Prinzip hast du also recht, es nutzt dir nur gar nichts. Du lebst in einem Umfeld, dass du nicht eben mal austauschen kannst. Es scheint also zu deiner Aufgabe zu gehören, diese Umstände zu fühlen und zu verstehen. Nicht das Ziel soll dein Ziel sein, sondern die Gegenwart, die dich bindet.

Gehe in Kontakt mit dieser Gegenwart, soweit sie dein Thema betrifft. Schau genau hin und lass jedem Menschen seine Ausflüchte und Widersprüche.

Du sollst das nicht gerade rücken, sondern nur anschauen und gelten lassen. Indem du in Verbindung mit den Umständen und beteiligten Menschen gehst, löst sich der Knoten der Verachtung.

In der Ahnenebene:
Wenn du dich mit deiner Frage beschäftigst, kommst du in Kontakt mit Ahnen, die es sehr ernst gemeint haben mit dieser Thematik. Sie haben dabei mehr gegeben, als eigentlich gut für sie und ihre Umgebung war. „Spaß" war zum Beispiel ein Fremdwort. Es ging immer nur um das Erreichen des hehren Ziels. Das wurde dann schnell unbequem für alle, die damals von diesen Personen Führung oder Versorgung erwarten durften.
In der Zielgerichtetheit, mit der du auf dein Ziel zugehen möchtest, steckt der gleiche Gedanke. Du bekommst also von diesen Ahnen die nötige Führungskraft oder Versorgungskraft. Aber schau dir, wenn möglich, auch an, wie es den beteiligten Familienmitgliedern ging. Was war das Endergebnis des Verhaltens dieser Ahnen?
Ein Leben kann vorbeigehen, ohne am täglichen Leben teilgenommen zu haben. In allen Kulturen gab und gibt es Menschen, die sich aus der alltäglichen Gemeinschaft zurückziehen, um ein hohes Ziel - vielleicht den Himmel - zu suchen. Dagegen ist nichts einzuwenden, wenn dadurch nicht abhängige Personen leiden müssen. Prüfe also, ob du dich dieser Sehnsucht anschließen möchtest, oder ob dir die Folgen des Rückzugs nicht doch zu groß sind. Das Leben und seine Menschen sind manchmal liebenswerter, als man glauben möchte.

Auf der Torwächterposition:
Der Kern deines Problems ist die Überhöhung, die du ihm gibst. Du siedelst seine Erfüllung in Bereichen an, die nicht mehr „weltlich" sind. Auch bist du ständig bereit, deine Grenzen - physisch oder seelisch - zu überschreiten. Auf Dauer ist das ungesund. Du wirst dadurch automatisch zum Außenseiter, auch wenn du von manchen Menschen dafür bewundert wirst.
Was wäre der Lohn, den du bei Erfüllung deines Themas erwartest? Beschreibe genau, was dann passiert. Und sei anschließend bitte realistisch, was dein „irdisches" Leben, also dein Körper und dein fühlendes Herz davon aushalten können oder genießen können.
Ist es notwendig, die Suche deiner Seele von deinem jetzigen Thema zu trennen? Möchtest du mehr erreichen, als einem Menschen möglich ist?

Woher stammt die Sehnsucht, die mit dem Thema/Problem verbunden ist? Ja, es wäre schön, wenn wir in Wahrheit und Liebe unsere Probleme lösen könnten. Zur Zeit müssen wir aber mit dieser irdischen Realität vorlieb nehmen. Gedulde dich. Und lebe jetzt, auch wenn es unperfekt ist. Die Welten sind trotzdem so verbunden, dass auch kleine Schritte etwas beitragen.

In der Seelenebene:

Irdisches Gewimmel - du hast es so satt. Aus irgendeinem Grund bist du leider wieder hier gelandet. Eigentlich bist du längst aus diesem kleingeistigen Gemache herausgewachsen. Aber was soll's: dann muss es eben erfüllt werden. Deine jetzige Frage berührt dieses Gefühl, hier gar nicht richtig hinzugehören. Es gibt eine starke Erinnerung an die „himmlischen" Verhältnisse. Nur leider nutzt dir diese Erinnerung wenig bei der Erfüllung der „irdischen" Pflichten. Sie überstrahlt das Ganze nicht mit Wärme, sondern erfüllt dich mit Bitterkeit über ihre Abwesenheit. Du lebst, was deine Frage angeht, ganz automatisch und ohne viel Empathie. Ständig musst du dir die Umwelt vom Leib halten, weil dir ihr Verhalten regelrecht weh tut.
Die Weltverachtung des negativen Disa-Verbundenheitszustands macht dich zum Außenseiter. Zur Lösung des Lebens und seiner Probleme ist aber die Verbundenheit mit der irdischen Welt ganz hilfreich. Verbinde dich wieder mit ihr. Ertrage deine Abwehr, durchschaue sie und ordne sie ein in deine Lebenserfahrungen. Dann kannst du wieder damit beginnen, verbunden zu sein - mit allem.

Lösungsweg:

Das wahre Netz, dass dich umgibt,
verbindet die Kuriositäten mehrerer Welten.
In der Tiefe bist du dir dessen bewusst.
Lass dich auffordern, wieder zu lieben und zu leben.

Botanik:

Es gibt verschiedene Disa-Arten. Die Disa uniflora jedoch wächst wild ausschließlich in Südafrika, dort vorwiegend in der Nähe des Tafelbergs. Sie braucht Wasserläufe, Flussufer und generell viel Luftfeuchtigkeit zum Gedeihen, außerdem Sandsteinboden und Halbschatten.

Die Fortpflanzung durch Bestäubung gelingt nur bei Anwesenheit eines ganz bestimmten Schmetterlings - Aeropetes tulbaghia, Odysseusfalter -, der nur rote Blüten anfliegt und andere Blütenfarben ignoriert. Deshalb gibt es nur rote Disa uniflora-Blüten.

Die Blütenstände werden etwa 25 cm lang und es gibt, wie der botanische Zusatz beschreibt, stets nur eine Blüte pro Pflanze. Bei Beachtung ihrer Bedürfnisse lässt sich Disa uniflora auch gut als Zimmerpflanze kultivieren und sie ist, wie der Name schon sagt, der Stolz Südafrikas.

Die obere Blütenlippe ist netzartig gezeichnet. Hier lässt sich ein Bezug zur Sage der Disen herstellen.

Der Name Dise leitet sich möglicherweise vom sanskritischen Dhisana her, was soviel wie „Götterfrau" bedeutet. Sie galten, besonders in Skandinavien bis in die Gegenwart, als weibliche Schutzgeister oder Vegetationsgöttinnen, die sehr verehrt wurden.

Eine mythische Heldin Schwedens trug auch den Namen Disa und rettete Teile ihres Volkes vor der Vernichtung, indem sie schwierige Aufgaben löste. Eine dieser Aufgaben bestand darin, weder nackt noch bekleidet vor dem Herrscher zu erscheinen. Sie trug ein Fischernetz.

Der Botaniker C. P. Thunberg benannte die südafrikanische Orchidee deshalb nach ihr.

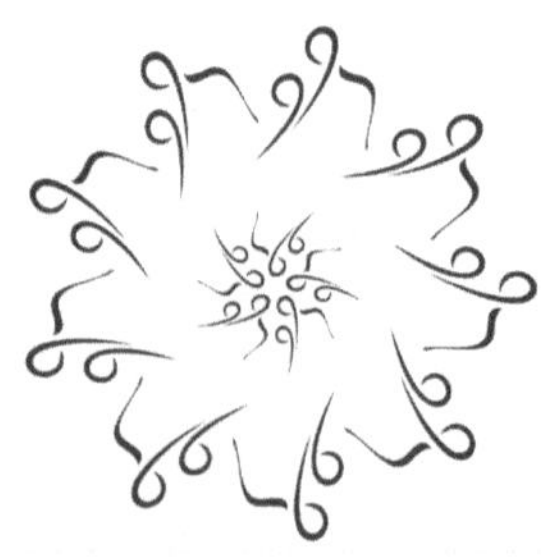

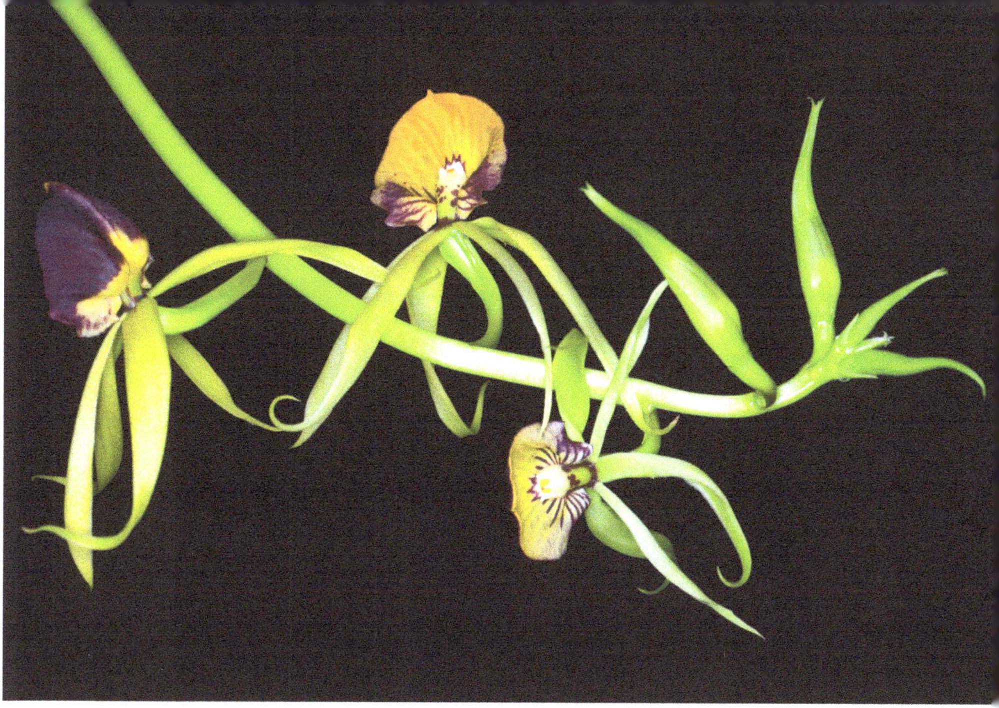

Encyclia cochleata - Tintenfisch-Orchidee

Unterdrückung - Verbundenheit durch Freiraum

- Langeweile und Ideenmangel
- Verlust der Lust am Leben
- Fühlt nichts - Zögert alles heraus
- Fühlt sich vom Leben genötigt
- Jede Anforderung macht sofort Druck
- Ist kaum in der Lage, zu arbeiten
- Identifiziert sich mit eingesperrten Tieren
- Jeder Atemzug kostet Überwindung

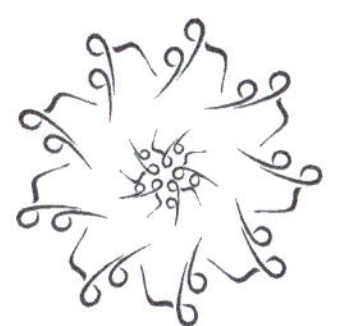

Es ist ein Leben in Ordnung. Alles ist an seinem Platz und das wird sich auch nicht verändern. Diese Ordnung dient einem höheren Zweck, einer Moral oder einem Ideal. Diese Ordnung existiert schon so lange, dass sich kaum jemand an den Zustand davor erinnern kann.
In dieser Ordnung ist viel Großes vollbracht worden, sie ist verehrungswürdig. Darum hat sie auch das Recht, zu bestimmen, was sich gehört und was nicht. Wie man etwas zu machen hat und was das Ergebnis sein muss.

Abweichungen von der Ordnung - in welcher Richtung auch immer - sind nicht erlaubt.
Dazu passt das Künstlerleben von D. Schostakowitsch, dem großartigen russischen Komponisten. Solange Stalin lebte, war Schostakowitsch gezwungen, bolschewistische Jubelmusik der simplen Art zu verfassen, um nicht sein Leben zu riskieren. Alle seine wirklich großen Werke landeten in der Schublade, bis sich die Ordnung veränderte.
Ordnung kann also unterdrücken. Alles, was ihr nicht passt, kommt weg. Dann geht es allen, die zur Ordnung gehören, gut. Alle anderen, die lieber etwas Neues ausprobieren möchten, werden genötigt, sich zu fügen - oder rauszufliegen.

Was stellt man also an mit seiner Kreativität und Lebenslust, wenn sie nur dabei stören, ein ordentliches Leben zu führen? Man verliert die Lebenslust, alles wird grau und langweilig.

Ordnungen sind nicht nur im Außen zu finden. Auch der Mensch hat sich innere Ordnungssysteme geschaffen, die sein Leben bestimmen. Dabei unterscheiden sich die inneren Ordnungen eines Dschungelbewohners ganz gewaltig von denen eines Großstadtmenschen. Ordnungen haben viel mit der Umwelt und der Landesgeschichte zu tun, wobei die herrschende Religion immer den stärksten Impuls setzt. Ordnung wird also auch von den Vorfahren übernommen, bis man sie hinterfragt und vielleicht neu ausrichtet.

Obwohl wir die Freigeister, die mit ihrem Leben verrückte Sachen angestellt haben und sich keiner Ordnung gefügt haben, gerne bewundern, sind die meisten von uns doch lieber in der Schutzzone der Ordnung zu Hause. Dagegen ist überhaupt nichts einzuwenden. Aber manche Menschen gehören - jedenfalls in bestimmten Bereichen - zu den Freigeistern, die eine bestimmte Sache oder sogar das ganze Leben anders ausrichten müssen, um sich lebendig zu fühlen. Aber dazu gehört Mut und Entschlusskraft, die man sich erstmal erarbeiten muss.

Ob es nun eine Unterdrückung von außen ist oder eine innere Gebundenheit, immer gilt es im Encyclia-Verbundenheitszustand, sich frei zu machen von „verordneten" Ordnungen.

Wenn die Sehnsucht nach freiem Ausdruck sehr tief im Unterbewusstsein vergraben ist, findet sie einen Spiegel in allen eingesperrten Lebewesen. Die Gefangenschaft von Menschen oder auch Tieren berührt das eigene

eingesperrte Leben so sehr, dass man stellvertretend für diese Gefangenen leidet.
Es wäre heilsam für die eigene Seele, hier ganz bewusst die eigene Not zu fühlen - und sich natürlich trotzdem für die Freiheit allen Lebens einzusetzen, wo es eben möglich ist.

Zum Erwachsenwerden gehört die Individuation und Abnabelung von den Eltern. Jugendliche, die keinen rechten Weg finden, sich selbst auszudrücken, landen leicht in einem negativen Encyclia-Zustand. Langeweile, Ideenmangel und „Faulheit", die in diesem Fall wohl die Weigerung, sich dem Leben zu stellen ist, prägen den Alltag. Manch einer versinkt lieber in den Weiten des Internets, als sich ein interessantes Leben zu suchen.
Während ein Jugendlicher nicht darum herumkommt, sich gegen Regeln und Meinungen seiner Familie abzugrenzen, ist dies einem Kind noch nicht möglich. Eine Unterdrückung der kindlichen Spieltriebe, die auch mal Dreck und Chaos nach sich ziehen, versetzt mit der Zeit auch Kinder in den unlebendigen und angestrengten negativen Encyclia-Zustand.
Allen gemeinsam ist ein schläfriger Tran: „Ich kann mich einfach nicht aufraffen".

Die Sehnsucht geht in Fantasiewelten, dabei müsste man eigentlich die Helden dieser Welten ins Hier-und-Jetzt holen, um endlich den Mut zu haben, sich gegen die Unterdrückung des lebendigen Ausdrucks zu wehren - oder diesen überhaupt erstmal für sich entdecken.

Die Tintenfisch-Orchidee kann uns dahin begleiten, sich seine Freiheit wieder zu nehmen. Sie blüht einfach „verkehrt herum" und schert sich nicht um die scheinbare Ordnung.

In der persönlichen Ebene:
Du möchtest alles, was mit deiner Frage zu tun hat, „richtig" machen. Schließlich gibt es Erfahrungen von Anderen, die man nicht ignorieren kann. Außerdem möchtest du von deinen Mitmenschen in dieser Thematik anerkannt werden.
Dein Zustand ähnelt dem eines Gärtners, der mit Permakultur und Wildwuchs seine Freude hätte, der aber in seiner Gartenkolonie bestimmte Regeln zu befolgen hat, also „Unkraut" vernichten, ordentliche Beete und geschnittene Hecken zu haben.
Man hat also die Wahl, sich anzupassen und seinen Platz und die Achtung

seiner Zeitgenossen zu behalten - oder es so zu machen, wie ein innerer Drang es gern ausprobieren möchte und das Herz sich freuen würde.
Im negativen Encyclia-Zustand versucht man, sich anzupassen und alles zu erfüllen, was erwartet wird. Aber das ist sooooo anstrengend. Die Lebenslust geht einfach verloren, die Ausführung ist langweilig und banal. Und zusätzliche Anforderungen erscheinen wie ein unüberwindlicher Berg: „Jetzt auch noch den Müll wegbringen - das schaffe ich nicht mehr".
An diesem Zustand kann man, wenn er lange Zeit anhält, krank werden. Chronische Erschöpfungssyndrome entstehen auf diese Art.

Der negative Encyclia-Verbundenheitszustand bleibt also mit der Unterdrückung von Kreativität und freiem Ausdrucks verbunden.
Was könnte man anders machen, wie sähe ein positiver Encyclia-Verbundenheitszustand aus?
Freiraum für alle Ideen schaffen und überhaupt erstmal fühlen, was eigentlich Spaß machen würde mit dieser Thematik. Löse dich von deinen eigenen Erwartungen an dich und das Thema. Nicht die anderen Menschen und Verhältnisse müssen sich verändern, sondern du musst herausfinden, wie es für dich am Besten wäre. Nimm wieder Verbindung auf zu deiner Kreativität. Die hast du ganz sicher, sie ist eventuell nur ein bisschen vergraben.
Und dann wirst du Mittel und Wege finden, um wenigstens einen Teil davon in die Wirklichkeit umzusetzen. Fang einfach an.

In der Ahnenebene:
Für diese Frage von dir bekommst du Führung oder Versorgung aus deinem Ahnenfeld in der Form, dass du unbedingt die geltenden Formen und Regeln einzuhalten hast. So haben es jedenfalls deine Vorfahren gemacht - was diese Thematik betrifft.
Hatten sie eigentlich auch viel mehr Lust auf freien, kreativen Ausdruck? Sie haben ihn jedenfalls den allgemein anerkannten Regeln untergeordnet. Flausen nannte man sowas früher. „Du hast ja nur Flausen im Kopf" sollte heißen, dass man schon zur Vernunft kommen würde, wenn es ernst wird. Darin steckt viel Schmerz verborgen. Sich mit etwas abfinden müssen, was die eigene Lebendigkeit beschneidet, kostet Kraft und macht traurig. Das Leben wurde zwar nicht gleich zum Gefängnis, aber manchmal fühlte es sich nahe dran an.
Schau dir an, wie deine Vorfahren mit deiner Thematik gelebt haben. Geht es um Arbeit, mache dir die damaligen Arbeitsbedingungen klar. Geht es um Liebe, vergegenwärtige dir die strengen Maßstäbe, die man damals an ein moralisch einwandfreies Leben angelegt hat.

Wenn du die alten Frustrationen mitfühlen kannst, dürfen sie bei denen bleiben, die es erlebt haben. Es wird dann keine Missgunst auf dich gelenkt, sondern die Freude, dass ein Nachkomme sich frei ausleben darf.
Und dann nimm dir den Freiraum des positiven Encyclia-Verbundenheitszustands.

Auf der Torwächterposition:
Der Schlüssel zur Lösung des Knotens liegt in der Kreativität. Du scheinst zu meinen, keinerlei Wahl zu haben und dich den Verhältnissen beugen zu müssen. Der daraus entstehende Zustand von Müdigkeit, Lustlosigkeit und Langeweile ist dir vielleicht schon sehr vertraut. Eine Lösung wird nicht zu finden sein in den Verhältnissen, so wie sie sich gerade gestalten. Du solltest alles, was zur Thematik deiner Frage gehört, nochmal „gegen den Strich bürsten". Also untersuche genau, warum du dich in solchen Verhältnissen befindest.
War es deine eigene Wahl? Wir bist du dazu gekommen, genau das auszuwählen? Gibt es etwas anderes, was dein Herz und deine Kreativität zum Tanzen bringen würde? Warum kannst du das nicht haben?
Du scheinst einem Ideal treu zu sein. Schwierig wird es, wenn dein Umfeld dies auch ist. Du musst dich dann entscheiden, wer und was dir wichtiger ist: deine Zugehörigkeit zur Gruppe oder deine innere Freiheit. Denn die Freiheit in deinem Thema ist nicht von außen eingeschränkt, sondern du unterdrückst sie selbst. Weil du dazugehören möchtest.
Auch Kreativität und Freiheit machen Druck: bis sie erreicht sind, fühlt es sich oft wie eine Geburt an. Aber dieser Druck lässt dich lebendig bleiben, er fühlt sich nicht langweilig an.
Begreife also, dass du nicht eingesperrt wurdest, sondern freiwillig in deine Beschränkung gegangen bist. Trau dich, aus dem Vogelkäfig der vorgefertigten Wege zu kommen. Die Tür ist offen! Der Encyclia-Verbundenheitszustand möchte dich in den Freiraum begleiten.

In der Seelenebene:
Womit ist deine Seele noch immer verbunden? Du hast eine Menge Ideen, was deine Frage betrifft, aber du traust dich nicht so recht, sie einfach umzusetzen. Was dich abhält, sind dumpfe Erinnerungen und Ansichten, die aus deinem Unterbewusstsein steigen.
Es war einmal viel wert, den Anforderungen und Meinungen zu folgen, die bei diesem Thema - damals - galten. Deine Seele ist daran gewachsen, aber vermutlich liegt immer noch bleischwer die Erinnerung an die Mühe und die

Langeweile in ihr verborgen.
Hat sich der Einsatz gelohnt? Vom heutigen Standpunkt gesehen lässt sich das nicht wirklich beurteilen. Das ist ja gerade das Schöne am Leben: es ändert sich ständig und die früheren Werte sind vielleicht längst in ihr Gegenteil verkehrt worden.
Immer gleich bleibt dagegen das Streben des Menschen nach Erfolg und Anerkennung. Du erinnerst dich jetzt an den Preis, den sie damals gekostet haben.
Der negative Encyclia-Zustand verbindet dich mit der Unterdrückung, die dir „in Fleisch und Blut" übergegangen ist. Wendest du dich zum positiven Encyclia-Zustand, wirst du dir und deiner Seele den Freiraum geben, den ihr so dringend braucht.

Lösungsweg:
Deine Sehnsucht hängt in einer anderen Welt fest. Blicke in die Gesamtheit deines Ahnenfeldes. Die Weite wird dir gut tun .... Löse dich aus der vermeintlichen Zeitgefangenschaft.

Botanik:
Die Tintenfisch-Orchidee gehört zu den Pflanzen, deren Name sich mit dem wachsenden Wissen der Botaniker immer wieder verändert hat.
Seit 1997 ist der offizielle Name nun Prosthechea cochleata, allerdings findet man sie, besonders bei den homöopathischen Mitteln, auch immer noch unter dem Namen Encyclia.
Sie gedeiht wild auf dem amerikanischen Kontinent rund um den Äquator in immer feuchten tropischen Laubwäldern und kann sowohl am Boden als auch als Aufsitzerpflanze auf Bäumen wachsen. In Belize ist sie die Nationalblume.
Die Blüten stehen auf dem Kopf! Das violette Labellum (der ausladende Teil der Blüte) ist wie eine Muschel geformt, daher der Namenszusatz „cochleata", und weist nach oben. Die anderen Blütenbestandteile, Petalen und Sepalen, sind gelblich und weisen abwärts, dabei erinnern sie an Tintenfischtentakel. Sie ist selbstbefruchtend.

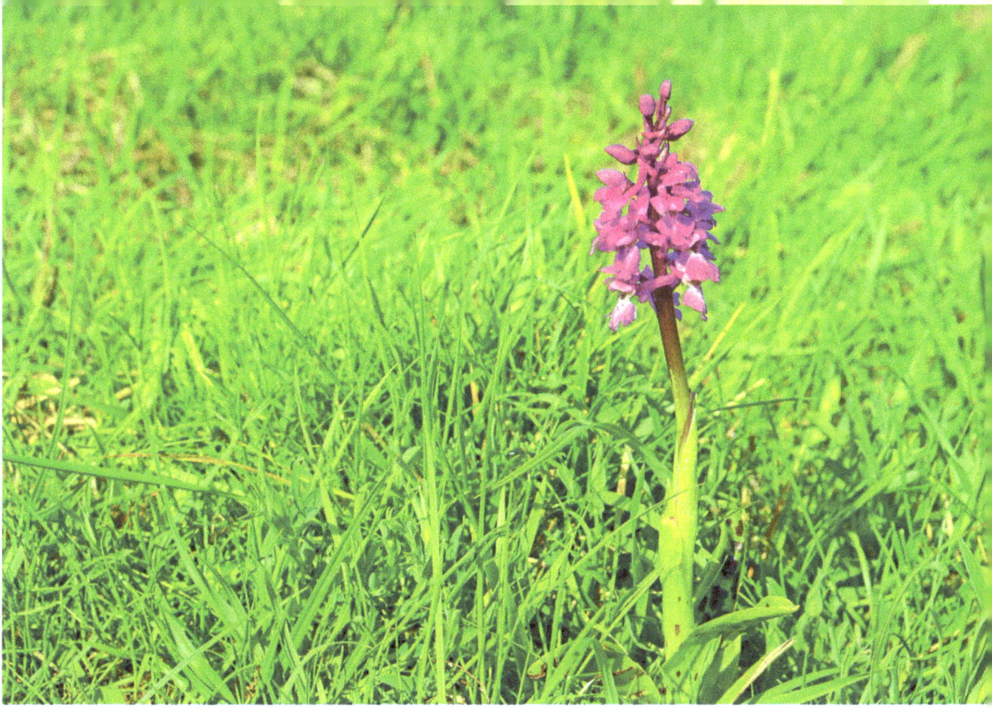

Orchis mascula - Stattliches Knabenkraut

Demütigung - Verbundenheit durch Annahme

- Doppelleben - Keine Wurzeln
- Mangel an Lebenslust
- Energieverlust an eine unsichtbare Macht
- Fühlt sich abgelehnt, verstoßen
- Empfindet das Leben als Strafe
- Fühlt sich nie richtig gemeint
- „Keiner kennt mich wirklich"
- Als würde jemand Fremdes das eigene Leben leben
- Fühlt sich schuldig, ohne Anrecht auf Erfolg

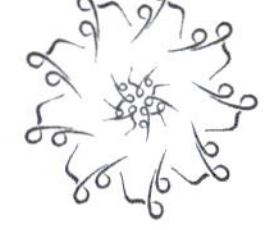

Es gab ein Erlebnis von Demütigung, einmalig oder über einen gewissen Zeitraum.
Jede Demütigung fügt tiefe Wunden zu, es ist niemals banal oder „nur Spass".
Diese Wunde könnte heilen, wenn sich jemand um sie kümmern würde. Dann bliebe nur eine Narbe zurück, als Erinnerung und Warnung.

Wenn ein erwachsener Mensch gedemütigt wird, hat er verschiedene Möglichkeiten, sich zu verhalten:

- Er kann andere Personen/Freunde um Rat, Trost und Hilfe bitten.
- Er kann den Rechtsweg mit einer Strafanzeige beschreiten.
- Er kann sich selbst „in den Arm nehmen und trösten".
- Und wahrscheinlich noch andere Lösungen entwickeln.

Wenn ein kleines Kind gedemütigt wird, hält es dieses Erlebnis wahrscheinlich für „normal" und fügt sich dem Zustand. Nur wenn es das Glück hat, von seiner Familie bereits mit einem Selbstwertgefühl ausgestattet worden zu sein, hat es die Chance, sich zu wehren.
Meistens wird sich ein Kind aber mit der Demütigung identifizieren.
„So bin ich also".
Die Wunde wird zum Persönlichkeitsanteil, mit dem man leben muss. Trotzdem lehnt man ihn ab und will ihn weder spüren noch darüber nachdenken. Also baut man seine Persönlichkeit „darum herum" auf.
Ist man zum Beispiel von seinen Altersgenossen dafür verlacht worden, unsportlich zu sein, erklärt man vielleicht für sich selbst Sport für unwichtig, langweilig oder sonstwie für überflüssig. Man verliert aber dadurch auch die Möglichkeit, dabei Spaß, Selbstausdruck und Gesundheit zu finden.

Nun kann man tatsächlich auch ohne „Sport" ein erfülltes Leben haben.
Was macht man aber mit seinen Gefühlen, wenn die Demütigung den Kern des eigenen Wesens verletzt hat? Wenn der Ekel durch übergriffige Hände und grenzüberschreitende Vertrauenspersonen bis heute den Zugang zu Lust und Hingabe verbaut? Wenn die beschämenden Kommentare über das eigene Aussehen noch heute den Blick auf die wirkliche Schönheit des eigenen Wesens vergiften?
Man spaltet es ab. Jeder und Jede in einem individuellen Maß, aber auf jeden Fall weit genug, dass man es nicht mehr spüren muss.
In der Folge führt man ein Doppelleben. Man baut eine öffentliche Version von sich selbst, an die man gerne auch selbst glaubt.
Und es gibt diese Erinnerungen, die irgendwo innen wohnen und mehr Energie verbrauchen, als man sich selbst eingestehen mag.

Orchis mascula berührt solche abgelehnten Teile in uns. Wir werden im negativen Orchis mascula-Zustand daran erinnert, dass gedemütigte Gefühle noch immer nicht verheilt sind, sondern im Gegenteil scheinbar immer größer werden, je länger sie versteckt sind.
In stillen Stunden sind wir davon überzeugt, nicht wirklich gemeint zu sein,

wenn wir Erfolg haben oder geliebt werden. Es gibt diese Person, die alle kennen, weil man sie nach außen lebt, aber tief innen ist man ja eigentlich ganz anders, oder? Hier wirkt immer noch die niemals geheilte Wunde der Demütigung eines Kindes nach. Dieses „innere Kind", dieser Zugang zu den gedemütigten Anteilen der Person, ist hilfsbedürftig! Die darin fest steckende Lebenskraft fehlt heute. Und leider gibt man sich gern obendrein selbst die Schuld an dem, was damals passiert ist oder gesagt wurde. Ein Kind glaubt seinen Erlebnissen, es hinterfragt nicht.

Die Lösung verlangt selbstverständlich erstmal die Anerkennung der Wunde. Das schmerzt genauso, als würde man eine schwärende Verletzung öffnen, um sie zu säubern. Aber natürlich kann eine Wunde nur heilen, wenn sie gesäubert wurde - und kann eine Demütigung nur heilen, wenn sie als eine solche entlarvt wurde.
Man muss sich tatsächlich davon befreien, den alten Aussagen/Taten immer noch Glauben zu schenken. Wenn es gelingt, die Demütigung als eine solche wirklich benennen und fühlen zu können, erlangt man die Unschuld des Kindes zurück und gibt damit die Last der Verantwortung endlich an diejenigen zurück, die sie verursacht haben. Im Denken mag das alles schon passiert sein, aber leider muss man hier an die echten Gefühle des damaligen Kindes herankommen.
Im positiven Verbundenheitszustand von Orchis mascula kann man sich befreien von Urteilen und Geschehnissen, indem man sie anerkennt, ohne sie weiter für wahr zu halten.

In der persönlichen Ebene:
Deine Frage streift dieses Gefühl in dir: „Bin wirklich ICH gemeint?"
Eigentlich kann das gar nichts werden, was da gerade besprochen wird.
Dafür fehlt nämlich Energie, und das weißt du sowieso schon immer.
Würde nämlich Energie fließen, könnten auch die gefährlichen Erinnerungen in Bewegung kommen - und das darf keinesfalls geschehen. Soweit lassen sich die spontanen Reaktionen des Unterbewusstseins beschreiben.
Die Ausblendung demütigender oder verstörender Erlebnisse - meistens bereits aus der Kindheit, in der Folge aber durchaus auch im jetzigen Alltag - ist so tief verinnerlicht, geschieht so selbstverständlich, dass man es selbst kaum noch bemerkt.
Ein sicheres Anzeichen für solche Verdrängung ist das Gefühl, „eigentlich" ganz anders zu sein. In diesem Fall allerdings leider zum Negativen geneigt, also eben nicht schön, liebenswert, intelligent oder einfach gut genug.

Durch das automatische Ausblenden und Verneinen der schlimmen Gefühle von Demütigung bleibt man diesen Gefühlen natürlich verbunden. Es kostet jedesmal einiges an Energie, sich davon erneut zu lösen und die Fassade des Gleichmuts aufrecht zu erhalten.

Wenn also deine Frage dich in solcher „Zweigleisigkeit" berührt, dieser Art von Doppelleben, bei dem du innerlich davon überzeugt bist, dass es eigentlich gar nicht um dich gehen kann, dann glaube deinem Unterbewusstsein, dass es ein großes, schwieriges Gefühl verbergen möchte.
Es kann dir nichts und niemand abnehmen, dich zu diesen verdrängten Gefühlen vorzutasten. Du wirst es in deinem Tempo tun - und allein schon die Anerkennung der Tatsache kann anstrengend sein.
Beschäftige dich mit Verantwortung: in welcher Verantwortung stehen Menschen, die für andere Menschen, speziell Kinder, verantwortlich sind? Darf man seine Wunden einfach weitergeben, indem man Schwächere demütigt? Darf man unbeherrscht seine Machtposition ausnutzen?
Du weißt, dass es nicht in Ordnung ist, so etwas zu tun.
Alle, die dir solche Wunden zugefügt haben und dich gedemütigt haben, sind ihrer Verantwortung nicht gerecht geworden. Nimm diese Gefühle nicht länger auf dich, lass die Schuld und die Scham bei ihnen.

Irgendwann stellt sich die Lebenslust wieder ein. Dein Herz kann heilen!
Es ist vielleicht keine kleine Aufgabe, aber die Knabenkraut-Orchidee kann dich dabei begleiten.

In der Ahnenebene:
Deine Frage berührt das schwierige Verhältnis von einem oder mehreren deiner Ahnen zum Inhalt des Themas. Es werden dir Erinnerungen an Demütigungen überliefert, die aber bestens versteckt wurden. Also ist bei diesem Thema die Führungskraft oder die Versorgungskraft nicht authentisch, sondern eine Vorspiegelung. Dahinter haben sich die unterdrückten Nöte weiter gegeben. Du erhältst also eine Doppelbotschaft. Das kann dich verwirren.
Du verstehst nicht, warum ausgerechnet dieses Thema so verwirrend sein soll, weil du selbst vielleicht ganz andere Erfahrungen machst. Aber wenn du nicht bewusst wahrnimmst, dass es Gefühle der vergangenen Generationen sind, werden sie sich dir als Realität aufdrängen. Dann glaubst du plötzlich daran, dass bestimmte Sachen gefährlich sind oder manchen Personen nicht getraut werden kann. Möglicherweise entwickelt das Ganze soviel Energie, dass du Erlebnisse wiederholst, um die Dynamik darin endlich zu verstehen. Natürlich

passiert das unbewusst, denn niemand sucht sich freiwillig demütigende Erfahrungen. Orchis mascula im negativen Zustand weist dich auf - gut versteckte - Demütigungen hin, die im Gedächtnis deiner Zellen abgelegt wurden.
Im positiven Verbundenheitszustand des Knabenkrauts kannst du Licht in das Dunkel der verdrängten Scham bringen und dadurch der Wärme zwischen den Generationen eine Bahn brechen.

Auf der Torwächterposition:
Der Kern deines Problems ist gut versteckt. Du lebst hier ein Doppelleben, auch vor dir selbst. Irgendwie kannst du alles, was erwartet wird, erfüllen. Aber glaubst du dir selbst? Sitzt nicht irgendwo in dir dein Selbstwert in der Ecke und schämt sich? Deshalb machst du immer mehr als eigentlich nötig ist, deshalb saugt dich etwas leer, das keinen Namen hat, aber alles bestimmt.

Was ist hier wirklich los? Warum darfst du nicht einfach erfolgreich sein? Warum schlägt früher oder später immer die Schuld zu?
Es will etwas gesehen und erlöst werden. Du kommst nicht daran vorbei.

Die Knabenkraut-Orchidee weist dich darauf hin, dass es um Demütigungen geht. Was ist dir passiert? Wenn es eine alte Erinnerung sein sollte, hat sie sich längst auch in deiner jetzigen Existenz als Erlebnis manifestiert. Du hast also konkrete Anhaltspunkte zur Verfügung. Wer oder was hat dich gedemütigt? Und warum? Wegen äußerlicher Merkmale oder ganz grundsätzlich wegen deiner Existenz? Bist du Stellvertreter für jemanden in deiner Familie? Wohin geht deine Liebe, wenn du ehrlich zu dir bist?
Um dein Thema zu lösen, musst du dich mit Demütigung beschäftigen.
Wenn du das Wesen der Demütigung verstanden hast, kannst du dich von ihr befreien. Ein positiver Verbundenheitszustand von Orchis mascula lässt in dir die Wunden heilen und mit Stolz auf deine Existenz schauen.

In der Seelenebene:
Da sind Erinnerungsbilder in dir, die du lieber nicht haben willst. Dein Thema berührt sie, deshalb willst du dieses Thema eigentlich nicht so gern haben. Aber es ist nun mal da.
Keiner wollte dich so recht haben. Man nahm dich nur, weil du nun mal da warst. Das hat man dich auch fühlen lassen. Du wusstest noch nicht einmal so recht, wieso. Es war doch eigentlich alles am rechten Fleck an dir, nichts ekliges oder so. Aber es lag ein Makel auf dir. Gedemütigt, weil man am Leben war.

Es hat auch niemanden interessiert, wer du wirklich warst und was deine Fähigkeiten waren. Es war beinahe so, als läge ein Bann von Schlechtigkeit um dich herum, den du nicht durchbrechen konntest. Alles war demütigend.

Diese Erfahrung ist immer noch mit dem heutigen Thema verbunden. Pass auf, dass es sich nicht wiederholt. Schnell schlüpft man in Gefühle, die sich immer noch real anfühlen können. Bleib hundertprozentig in der Gegenwart, lasse dir von deinen Mitmenschen bestätigen, was sie von dir halten und was du ihnen wert bist. Denn wahrscheinlich hast du kein grundsätzliches Problem mit Selbstwert, nur bei diesem Thema mischt sich etwas Altes ein.

Durchdringe diese miesen Erinnerungen mit deiner Lebenserfahrung und deiner Liebe. Sie werden sich verflüchtigen und du sortierst sie ein in den großen Schatz deines Unterbewusstseins.

Lösungsweg:
Du hast niemals aufgehört, wahrhaft zu lieben. Wenn du dir deine Wunden und deinen Weg verzeihen lernst, wirst du viele Herzen mit deiner Weisheit berühren können.

Botanik:
Das Stattliche Knabenkraut ist in Nord- und Mitteleuropa heimisch. Es steht in lichten Wäldern, auf Magerrasen und Bergwiesen. Die ausdauernde Pflanze wächst krautig und wird bis zu 70 Zentimeter hoch. Die lilafarbenen Blütenstände erscheinen im Frühjahr. Sie enthalten keinen Nektar, es sind sogenannte Täuschblumen. Hummeln besuchen das Knabenkraut, es ist aber auch eine Selbstbestäubung möglich. Es wird von übel riechenden Düften berichtet, im allgemeinen ist Orchis mascula aber duftlos.
Zwei eirunde Knollen dienen der Pflanze als Überdauerungsorgane. Diese fleischigen Knollen ernähren den Blütenstängel, der aus ihnen hervortritt. Die optische Ähnlichkeit zum männlichen Hoden hat bereits im antiken Griechenland zur Namensgebung geführt: Orchis heißt griechisch Hoden. Man war der Meinung, dass eine schwangere Frau, die die größere der beiden Knollen verzehrt, einen Jungen zur Welt bringt, daher der Zusatz mascula, männlich. In magischen Gebräuen tauchte das Stattliche Knabenkraut stets dann auf, wenn es um Stärke, Lust und Leidenschaft ging.

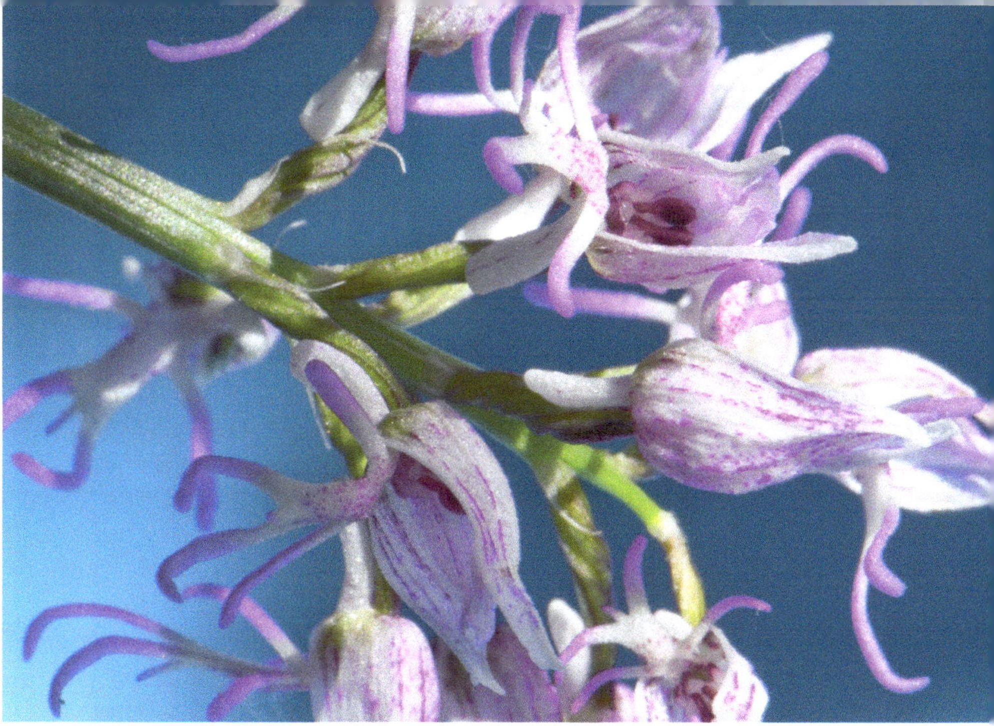

Orchis simia - Affen-Knabenkraut

Vernichtung - Verbundenheit durch Lebendigkeit

- Klebt an eigener Familie/Familienvorstellung
- Plötzlicher Energieverlust
- Tiere als Identitätsspiegel
- Fühlt sich immer wie auf der Flucht
- Vertraut nur der Perfektion
- Starres Festhalten an überholten Strukturen
- Fühlt sich in eine Struktur hineingezwungen
- Ausweglosigkeit führt zu Erschöpfungszuständen

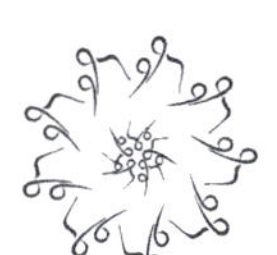

Etwas zu vernichten bedeutet, es vollständig zu beseitigen.
Nichts bleibt mehr übrig.
Das ist eine bedeutende Steigerung zur Zerstörung, bei der immer noch Reste übrig bleiben. Aus diesen Resten entsteht manchmal etwas Neues, welches noch an den früheren Zustand erinnern kann. Bei einer gelungenen Vernichtung bleibt nichts übrig.

Wenn Jemand oder Etwas die Macht zur Vernichtung hat, bleibt dem Opfer keine Chance. Gefühle von absoluter Hilflosigkeit und Todesangst machen sich breit, zum Beispiel wenn eine „vernichtende Krankheit", meistens Krebs, sich ausbreitet.

Überlebt man einen Vernichtungsversuch oder wird man Zeuge eines solchen, ist das Geschehen viel zu groß und schrecklich, um es sofort begreifen zu können. Es gibt keine Beispiele, an denen man lernen könnte, das Erlebnis zu verarbeiten. Meistens gibt es auch keine Unterstützung aus der Umgebung. Nur wenige Menschen sind in der Lage, Vernichtungserlebnisse wirklich zu begleiten. Ein Überlebender oder ein Zeuge ist also vermutlich auf sich selbst gestellt.

Eines der großen Verbrechen des 20. Jahrhunderts war der Versuch, unter Anderem die Menschen jüdischen Glaubens zu vernichten. Die wenigen Überlebenden haben es irgendwie geschafft, ins Leben zurück zu finden. Eine ihrer Lösungen war die Rückbesinnung auf die Wurzeln und Traditionen ihres Glaubens. Heute bezeichnet man diese Gruppierungen als „ultraorthodox". Sie bemühen sich, um jeden Preis genau nach den Regeln ihrer Religion zu leben. Sie geben dafür eine erstaunliche Erklärung:
Die Shoah, auch Holocaust genannt, dieser staatlich organisierte Völkermord, geschah auf Befehl ihres Gottes, weil seine „Kinder", also alle Juden insgesamt, sich verweltlicht und vom rechten Glauben abgewendet hatten. Diese Strafe muss nun durch buchstabengetreues Einhalten der jüdischen Lebensregeln gesühnt werden. Persönliche Interessen treten vollständig in den Hintergrund. Das Leben ist bereits perfekt geregelt. Die vorgegebenen Strukturen ermöglichen eine Sinnfindung und einen Halt.

Besser lässt sich der Geist von Orchis simia nicht beschreiben. Durch die vorgegebene Struktur entsteht Verbundenheit - mit dem Leben, mit Sinn, mit den vernichteten Glaubensgeschwistern. Ohne diesen Halt ist die Ausweglosigkeit, welche die eigenen Vorfahren erdulden mussten, noch heute unerträglich.

Aber nicht nur die Menschen jüdischen Glaubens haben Vernichtungserfahrungen zu verarbeiten. Im Großen wie im Kleinen, im Außen und im Innen kann Vernichtung drohen oder überlebt werden. Wie verhält man sich dann? Man sucht doch automatisch nach Halt und nach Regeln. Vielleicht kann man die Bedrohung durch perfektes Verhalten abwenden?
Man begibt sich auf die Flucht - ob nun räumlich oder im eigenen Verhalten. Das Überleben scheint davon abzuhängen, ob man sich gut genug an starre

Vorgaben hält. Diese Vorgaben kommen von Außen, von einer Instanz, die Halt und Hilfe verspricht.
Aus dem eigenen Unterbewusstsein kann das nicht geleistet werden, es befindet sich in hilfloser Angst vor der drohenden Vernichtung.
Deshalb bekommen die „Fremdstrukturen“ solche große Bedeutung.

Oft genug wird dieses Verhalten an die Nachkommen weitergegeben.
Ohne eine nachvollziehbare Begründung wird die Einhaltung wichtiger Regeln gefordert.
Die Vernichtungsangst wurde niemals wirklich losgelassen, sie ist im Hintergrund immer noch anwesend. Sie zu unterdrücken kostet nach wie vor Kraft und führt zu plötzlichen Energiezusammenbrüchen, sobald das bedrohliche Thema gestreift wird.

Der eigenen Seele erlaubt man kein „natürliches“ Verhalten mehr, deshalb werden Tiere als Projektionsfläche genommen. Es werden den Tieren Eigenschaften angedichtet, die man selbst gerne ausleben würde: ein stolzer Löwe, ein starker Bär, ein freier Vogel, usw. Wie es den Tieren wirklich geht und wie ihr Verhalten eigentlich entsteht, spielt keine Rolle.

Im negativen Orchis simia-Verbundenheitszustand ist man zutiefst verbunden mit schwierigsten Erlebnissen, deren Gefühle zu schrecklich sind, als dass man sie fühlen und damit anschauen und einsortieren könnte.
Das buchstabengetreue Befolgen alter Vorschriften jeder Art ist zwar ein nachvollziehbares Verhalten, das dem Leben eine Chance zur Existenz gibt.
Es bleibt aber statisch. Die Flucht (vor den Erinnerungen, den Erkenntnissen, den Folgen) wird zum Lebenszustand, der alles bestimmt. Die Überreizung der Alarmsysteme des Körpers führt zu chronischer Erschöpfung.

Im positiv erlösten Verbundenheitszustand von Orchis simia entsteht eine große Würde, eine Transformation, ein beinahe schon spiritueller Fortschritt.
Das Leben triumphiert über die Vernichtung. Die positive Verbundenheit lässt wieder Raum für die individuelle Entfaltung und Entdeckung des Lebens und der Ausdrucksformen der Seele.

In der persönlichen Ebene:
Wer hat dir beigebracht, dass man es so und nicht anders zu machen hat?
Du hast ein Thema, das du bearbeitest, und es fühlt sich an wie ein Berg, den du bewältigen musst. Viel zu groß! Dabei macht dir dein Umfeld klar, dass man

auch ganz locker mit dieser Sache umgehen kann. Du schaffst das aber nicht, es ist irgendwie zu schwer.
Warum kostet es dich soviel Energie? Weil dein Unterbewusstsein die Türen zur Erinnerung fest verschlossen hält. Dahinter stecken Erlebnisse, die dich hätten vernichten können - vielleicht wirklich physisch, aber auch seelisch kann man vernichtet werden. Du hast es bis jetzt geschafft, dieses Erlebnis (oder waren es mehrere?) „wegzustecken". Es konnte aber niemals ausvibrieren, es gab keine Arme, die dich geborgen haben - und wenn doch, wollten sie genau diese Geschichte nicht hören.
Im Sinne deines Themas hast du dich auf diesem Gebiet den Vorstellungen deiner Familie angepasst. Hauptsache, du musst nicht überlegen, wie man sich verhalten soll. Das würde man nämlich fühlen müssen.
Du hast die Flucht in die Verdrängung genommen, es blieb dir wahrscheinlich auch gar nichts anderes übrig.

Das Problem, welches deine Frage berührt, kann sich auf konkrete Sachverhalte beziehen, aber leider auch ganz global auf das Leben an sich.
Es ist nämlich so, dass wir auch die Erlebnisse unserer Wachstumszeit - sprich Schwangerschaft - in uns behalten. War dieses Leben zum Beispiel durch Abtreibungsversuche bedroht, spalten wir diesen Vernichtungsversuch ab.
Das geschieht selbstverständlich komplett unbewusst, denn es gibt noch keine Nervenverknüpfungen im Gehirn, die es speichern könnten. Trotzdem bleibt eine Erinnerungsspur erhalten, dass das Leben an sich gefährdet ist.
Es ist nicht selbstverständlich, am Leben zu sein, man hat einfach Glück gehabt. Und diese nicht zu verstehende Bedrohung löst man am Besten dadurch, dass man sich konform verhält zu dem, was erwartet wird.
Am Besten nicht auffallen.
Nicht jede Simia-Erinnerung entsteht in der Schwangerschaft, aber immer geht es um Gefühle von Vernichtungsangst. Als Erwachsener hat man genug Vernunft, um eine echte Bedrohung von „eingebildeten" Gefahren unterscheiden zu können. Als Kind ist man einer Bedrohung jedoch völlig ausgeliefert.
Deine Frage streift also irgendwie solche gut verdrängten Erinnerungen. Mit Orchis simia erhältst du einen Hinweis darauf, dass sie überhaupt existieren. Gleichzeitig erklärt es die Anstrengung, die dich - jedenfalls bei diesem Thema - befällt.
Du kannst nun nicht erwarten, dass diese Erlebnisse einfach verschwinden. Im Gegenteil, sie wollen ja überhaupt erstmal ernst genommen werden. Mache dir bewusst, dass du hier und heute am Leben bist. Die Bedrohung war damals, du hast es überlebt. Nimm deine Lebendigkeit mit hinein in die Dumpfheit, versuche, dich dort umzuschauen. Sobald es zu bedrohlich wird,

gehst du wieder ins Tageslicht zurück. Aber mache es immer wieder, nimm deine Kindheitserlebnisse in den Arm, so oft sie es brauchen. Dieses Bedürfnis deines Inneren Kindes erkennst du daran, dass du erschöpft und mutlos bist. Aber nicht du, sondern die Erinnerung in dir ist erschöpft und mutlos, das ist schon mal ein gewaltiger Unterschied. Je besser du es schaffst, ehrlich in dieser Dunkelheit zu fühlen, desto schneller lösen sich die ausweglosen Gefühle auf. Du wirst begreifen, dass du AM LEBEN bist.

Und mit der eroberten Lebendigkeit wirst du spielend leicht deine eigenen Ausdrucksformen finden. Du klebst dann nicht mehr am Althergebrachten, sondern findest DICH.

In der Ahnenebene:
Deine Frage berührt etwas Unsagbares. Es ist ein Tabu, über das man nicht sprechen darf, das hast du schon früh gelernt. Als Kind hast du auch gelernt, wie man darüber hinweg zu gehen hat, wie man bestimmte Verhaltensmuster und Normen zu erfüllen hat. Ohne es jemals auszusprechen war dir immer klar, dass es existenziell wichtig ist, nicht an dieses Thema zu rühren.
Was immer es war, das deine Ahnen bedrohliches erlebt haben, sie waren nicht in der Lage, es angemessen zu verarbeiten.
Das damals Erlebte erschließt sich dir ungefähr durch die Thematik, mit der du dich hier gerade beschäftigst. Es ist nicht notwendig, dieses alte Geschehen jetzt aufzudecken, zu erklären, zu rechtfertigen oder sonstwie zu bearbeiten. Es geht hier um dich und was dir die Führungskraft oder Versorgungskraft weitergereicht haben.
Es wurde eine starre Struktur gewählt, die es erlaubte, sich zu orientieren, ohne selbst genau fühlen zu müssen. Diese Strukturen wurden dir als das „einzig Wahre" vermittelt.
Je perfekter man sie einhält, desto besser das Ergebnis - so die Meinung.

Nun stehst du also vor der Entscheidung, die übermittelten Normen anzunehmen und durch die vorgegebenen Strukturen einen überschaubaren Weg zu haben - oder das Wagnis einzugehen, eigene Wege zu suchen. In diesem Fall wird dich die Wucht der Entrüstung deines Ahnenfelds treffen, ob sie es nun in Worte fassen können oder nicht. Es ist auf jeden Fall bedrohlich, wenn sich ein geliebtes Familienmitglied „auf Abwege" begibt. Man wäre unter Umständen mit Gefühlen konfrontiert, die man nicht haben will.
Du entscheidest! Es ist dein Leben und deine Lebendigkeit.
Es ist völlig in Ordnung, sich weiter an die alten Strukturen zu halten, denn sie

scheinen ja zu funktionieren.
Du darfst aber auch den Mut haben, Strukturen zu durchbrechen. Du bist nicht verantwortlich für die Aufrechterhaltung der Tradition, du sollst deine Lebendigkeit feiern.

Auf der Torwächterposition:
Warum muss es perfekt sein? Ist das nicht ziemlich anstrengend? Und wer bestimmt eigentlich den Maßstab für Perfektion? Das ist doch schließlich auch Ansichtssache, ob etwas perfekt ist. Wahrscheinlich ist dir längst klar, das sich hinter dem Drang nach Perfektion noch etwas Anderes versteckt. Trotzdem bist du allzu gern bereit, bis zur Erschöpfung an ihr festzuhalten.

Es wäre nicht schwer, herauszufinden, wohin dich die Unperfektion führt: mach einfach mal etwas nicht perfekt, habe den Mut zum Fehler, zur Entgleisung - am Besten bei deinem Thema, zur Not auch irgendwo anders. Und schaue dir genau an, welche Gefühle dabei entstehen.
Je ehrlicher du hier beobachtest, desto schneller löst sich dieser Torwächterknoten auf.

Es sollte dir auch bewusst sein, das der Preis, den du für die Verdrängung dieser Gefühle bezahlst, mit der Zeit immer höher wird. Du wirst älter und die Stressachse deiner Nerven und Hormone erschöpft sich irgendwann. Dann gewinnt sowieso das Verdrängte.
Mach dich also auf den Weg in dieses Dunkel hinein - vorsichtig und Schritt für Schritt. Je nachdem auch mit professioneller Hilfe, das entscheidest nur du. Mit all der Aufregung und Angst wirst du dich trotzdem lebendiger fühlen als bisher beim Erfüllen deines persönlichen Plansolls der Perfektion.
Die Affen-Knabenkraut-Orchidee möchte dir an dieser Stelle versichern, dass deine Vernichtungsgefühle zwar ernst zu nehmen sind, denn sie haben ja einen Ursprung. Sie möchte dir aber gleichzeitig den Mut zur Lebendigkeit anbieten. Die Vergangenheit sinkt ins Vergessen, wenn wir sie endlich loslassen können.

In der Seelenebene:
Wärest du gern ein Schamane/eine Schamanin, die zur Lösung von Problemen in die Anderswelt reisen und dort mit den Krafttieren eine Lösung finden? Und sich von diesen persönlichen Krafttieren auch im Alltag begleiten lassen? Diese Fähigkeiten sollen hier in gar keiner Weise geschmälert oder verleugnet werden. Die Schamanen dieser Welt tragen zu ihrer Erhaltung ebenso bei wie

alle anderen Vermittler zwischen den Sphären.
Nur - bist du denn ein Schamane/eine Schamanin?
Hast du diese „barbarische" Initiation wirklich hinter dich gebracht?

Die Affen-Knabenkraut-Orchidee verweist auf einen Bezug zu solchen Identifikationen mit Tierwesen. Allerdings findet das in einem Verdrängungsmuster statt. Die Struktur der schamanischen Reise wird hier benutzt, um das persönliche Fühlen zu ergänzen oder zu erweitern. Man schaut in das eigene Unterbewusstsein, um Probleme zu lösen, benutzt aber diese Fremdstruktur, um eine Distanz zu den Gefühlen herzustellen. Es ist dann eben der Krafttierwolf, der agiert und nicht man selbst.

Die Anwesenheit von Orchis simia in deiner Fragestellung gibt den Hinweis auf tief verdrängte Vernichtungsängste, die aus der seelischen Vergangenheit herüberwinken. Die Verbindung zu den schlimmen Erlebnissen wird aufrecht erhalten, weil sie wie in einem unaufgeräumten Keller herumstehen. Du kommst, wenn du deine Frage bedenkst, nicht an ihnen vorbei.
Und in irgendeiner Form flüchtest du heute noch vor ihnen.
Die gerade erwähnte Möglichkeit der schamanischen Reise ist ja nur eine von vielen Möglichkeiten der Kompensation.

Wenn dir dein Thema wirklich am Herzen liegt, solltest du tief in dir suchen, um an diese verdrängten Gefühle zu kommen. Eine Hexenfolter kann sich heute noch sehr real anfühlen und es brauchte all die Jahrhunderte, um es überhaupt näher an sich herankommen zu lassen. Welche Vernichtung will heute noch verstanden werden?

Vielleicht musst du solche oder ähnliche Erlebnisse verdauen.
Dann bringe die Aufforderung zur Lebendigkeit, die das Affen-Knabenkraut hier ausspricht, in dein Unterbewusstsein und fühle, dass es heute für dich vorbei ist mit Verfolgung und Vernichtung.

Lösungsweg:
Es steckt eine hohe Intelligenz in der Kunst der Wiederholung. Du bist gerade dabei, einen wichtigen Teil von dir zu finden. Nutze deine Perfektion, um die Zwischenräume zu fühlen.

Botanik:

Das Affen-Knabenkraut besitzt zwei hodenähnliche Bulben für Ernährung und Speicherung. Deshalb hat es in Anlehnung an Knabenhoden seinen Namen bekommen.

An Pfoten und Schwanz eines Affen scheinen die Blütenlappen zu erinnern. Simia ist der lateinische Begriff für Affe.
Orchis simia wächst terrestrisch im warmen Teil von Europa und Kleinasien, sie braucht viel Sonne und kalkhaltigen Boden.
Die Pflanze wird 20 bis 40 Zentimeter hoch, entwickelt drei bis vier Blätter und einen Blütenstängel. Die Blüten sind weißlich-rosa-purpurfarben.
Eine Besonderheit ist hier, dass sich die Blüten am Stängel nacheinander von oben nach unten öffnen.

Der Duft von Orchis simia wird als stechend unangenehm beschrieben, eine Kultivierung ist unüblich.

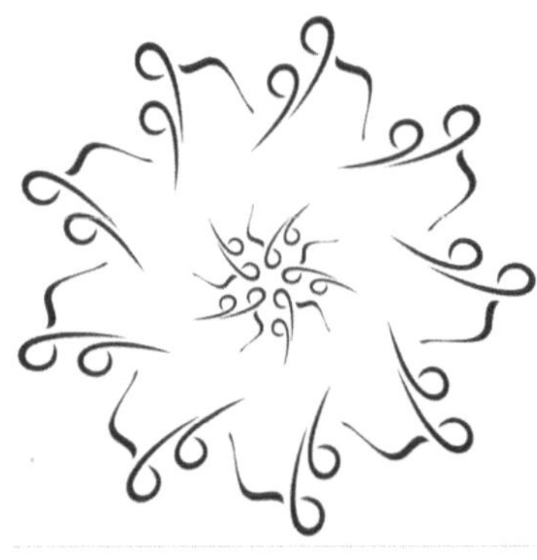

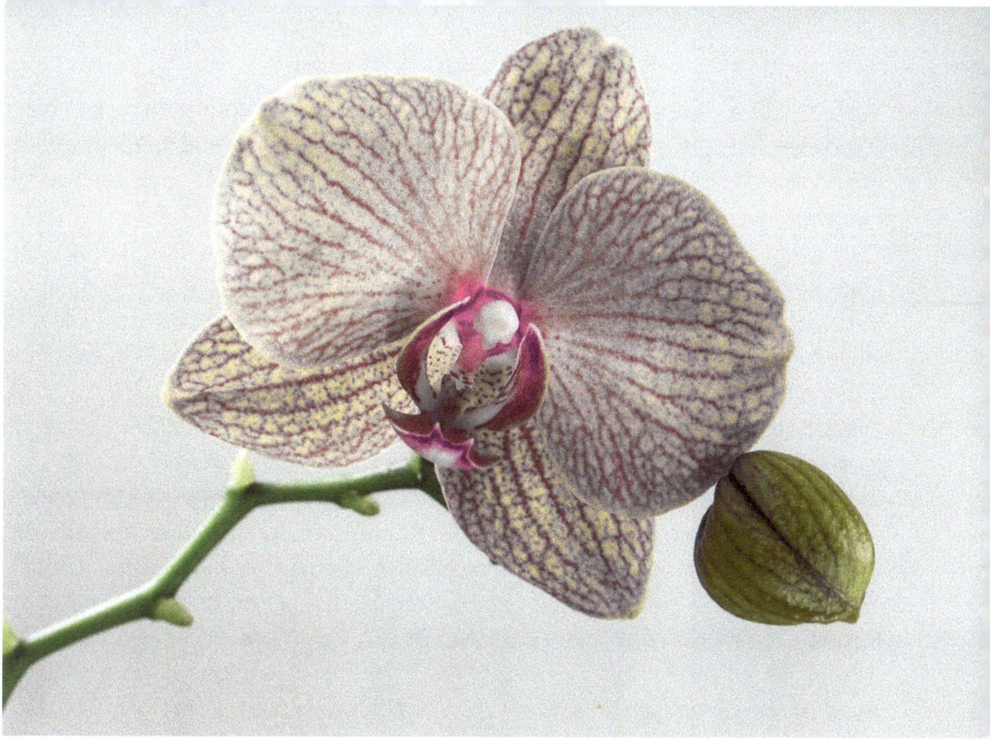

Phalaenopsis gigantea - Elefantenohr-Orchidee

Verlust - Verbundenheit durch Gemeinschaft

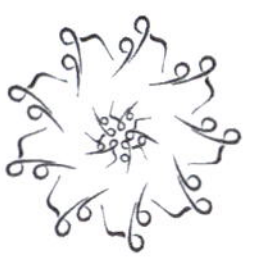

- Ist verhindert durch hohe innere Ansprüche
- Hat den Kontext verloren
- Unfähig, sich verständlich auszudrücken
- Wut als Energiequelle
- Sehnsucht nach wahrer Heimat
- Heimat ist mit starkem emotionalem Schmerz verbunden
- Schwindel beim Versuch, sich zu erinnern
- Folge von Ausschluss aus der Gemeinschaft im Ahnenfeld

Etwas Großes ist verloren gegangen. Etwas, dass das Leben bestimmt hat, die Grundlage des Alltags und des Selbstbildes geformt hat. War es der Tod, der einen Menschen aus der Gemeinschaft gerissen hat? War es die Willkür eines Machthabenden, der beschlossen hat, dass sich hier etwas verändern soll? Egal, ob nun der Tod, eine Naturkatastrophe, ein Unglück oder eine menschliche Willkür den Verlust verursacht hat, es wird sich früher oder später Wut einstellen. Wut auf das Ereignis, das Schicksal oder den Verursacher des

Verlustes. Die Wut wird die Energiequelle, die eine tiefe Verzweiflung kaschiert. Mit dieser Energie macht man sich auf den Weg, das Verlorene wiederzuerlangen. War es auch Wut, die Orpheus die Kraft gab, in der Unterwelt nach seiner Eurydike zu suchen?

Leider ist Wut eine schlechte Ausgangsposition für die weitere Entwicklung. Wut vernebelt das klare Fühlen. Man ist vielleicht in der Lage, vermeintlich kluge Schritte in die Wege zu leiten. Allerdings kommt man schnell in die Situation, von seiner Umwelt nicht mehr verstanden zu werden.
„Was hast du vor? In die Unterwelt gehen? Aber warum?"
Man möchte den alten Zustand wiederhaben. Das ist nachvollziehbar, aber mit klarem Verstand weiß jeder, dass es nicht möglich ist. Ein verstorbener Mensch kommt nie mehr zurück. Ein zerstörtes Land ersteht niemals genauso wieder. Eine verlorene Heimat verändert sich, bis man sie - vielleicht - einmal wiedersieht. Und die verlorene Gemeinschaft? Was ist mit der dort erlangten Position, die man sich verdient hat? Was ist aus den Menschen geworden?

Es ist oft genug einfach zu schwer, zu verstehen, was passiert ist. Man hält stattdessen ganz automatisch an dem fest, was lange die Lebenswirklichkeit war. Und rundherum passiert das, was immer passiert: das Leben geht weiter. Es entwickelt und verändert sich, genau wie man selbst auch. Aber tief innen bleibt ein Teil der eigenen Person einfach stehen. Jede Erinnerung an den Verlust triggert zuerst die Wut. Man kommt einfach nicht daran vorbei. Meistens verschwindet diese Wut mit der Zeit aus dem Bewusstsein, ohne sich jedoch aufzulösen. Sie erscheint dann vielleicht als „Autoaggression", also ein zerstörerisches Verhalten gegen sich selbst. Sie lebt sich möglicherweise ganz unbewusst als Allergieneigung aus, oder etwas bewusster als Hang zu Selbstverletzungen oder gezielt gefährlichen Freizeitaktivitäten.

Während sich die Wut also quasi verselbstständigt hat, ist das eigentliche Verlustgefühl und die dazugehörige Trauer gar nicht mehr „auf dem Schirm". An diese kann man ehrlicherweise auch erst herankommen, wenn man die Wut über das ursprüngliche Geschehen loslassen kann. Danach beginnt erst die Verarbeitung des Verlustes. Trotzdem triggert nach wie vor alles, was an den Verlust erinnert, die alte Sehnsucht und den Schmerz. Nur versteht man es selbst nicht mehr, geschweige denn die Umwelt.

Das ist ein echter Knoten, gebaut aus Schreck, Schmerz, Unverständnis und Wut. Man kann ihn nicht auflösen, indem man seine Aggressionen abbaut - denn diese sind nur eine Reaktion auf das eigentliche Gefühl. Zu diesem eigentlichen Verlustgefühl muss man sich hinarbeiten. Was ging verloren? Und wenn man sich überhaupt nicht an einen Verlust erinnern kann, gilt es, die eigenen Symptome ernst zu nehmen und über einen bislang noch unbekannten Verlust nachzudenken. Das Unterbewusstsein wird Bilder und Situationen liefern, die wir zu lesen lernen können und interpretieren dürfen.

Der negative Phalaenopsis-Zustand der Verbundenheit ist treu auf einen - vielleicht längst versunkenen - Verlust gerichtet. Es kann ein Mensch sein, der da verloren gegangen ist, es kann auch eine wichtige Position sein oder eine Heimat. Das kann man alles Schritt für Schritt ergründen.
Im erlösten, positiven Phalaenopsis-Zustand nutzt man die große Willenskraft, die aus der verwandelten Wut entsteht. Dadurch kann man die Verbindung zu sich selbst, mit allem, was vor dem Verlust zur Persönlichkeit gehörte, wieder herstellen. Aus Wut wird Kraft, aus Verlust wird Wachstum.

In der persönlichen Ebene:
Was dein Thema betrifft, hast du hohe Ansprüche an dich und das Ergebnis. Es mischen sich aber zwei Anliegen und es ist für die Lösung äußerst hilfreich, diese Situation zu erkennen und zu trennen.

Deine Frage berührt ein anderes Erlebnis und mit der bestmöglichen Lösung deines Themas möchtest du gleichzeitig dieses alte Erlebnis erlösen. Als ob du dir und der Welt damit etwas beweisen könntest.
Durch ein willkürliches Ereignis wurde dir oder jemandem, der dir nahe steht, etwas genommen - eine Position in einer Gemeinschaft, eine Zugehörigkeit, ein Platz.
Jemand wird zum Beispiel aus seinem geliebten Verein ausgeschlossen, weil der Vereinsleitung etwas an seiner Person oder seinem Verhalten nicht passt. Diese Willkür trifft den Menschen im Kern der Persönlichkeit. Dieser Verein war seine Heimat! Das Ereignis mag schon länger zurückliegen, das spielt keine Rolle. Die Demütigung wirkt immer noch.
Der Verlustschmerz wurde gut versteckt und das vorherrschende Gefühl war hier stets die Wut auf die Willkür der „Machthabenden".

Mit deinem heutigen Anliegen wird aber ein ähnlich geartetes Geschehen berührt. Wo ist der Zusammenhang?
Oder ist es vielleicht gerade erst passiert?
Die Mischung aus Wut und Sehnsucht verhindert einen klaren Weg.
Du verhedderst dich in deinen Gefühlen.

Es ist eine schwere Aufgabe, die Macht der Willkür mit Gelassenheit anzuschauen. Natürlich regt man sich auf, wenn etwas derartiges passiert. Meistens bekommt man aber den „alten" Zustand nicht mehr zurück. Es gilt also klug und nüchtern zu schauen, wie man mit der neuen Situation umgehen kann. Nur dann geht es vorwärts.
Bis dahin bleiben die Gefühle in Verlust und Empörung hängen.
Nutze die große Kraft der Phalaenopsis-Verbundenheit, um den Blick in die Zukunft zu richten. Es kann etwas Neues gefunden werden - das Alte ist längst nicht mehr da.
Und trenne dein heutiges Anliegen von allem alten Hader - fühle einfach ganz neu! Dann kannst du dein Anliegen mit all deiner Kraft verbinden und zu einer guten Lösung bringen.

In der Ahnenebene:
Aus deinem Ahnenfeld erreichen dich mit diesem Thema Erinnerungen, die mit großer Wahrscheinlichkeit noch unerlöst sind.
Weißt du von einem Verlust? Der Heimat, der Reputation, der gesellschaftlichen oder beruflichen Stellung? Es geht hier nicht um Verstorbene und Trauer, es geht um einen willkürlich herbeigeführten Verlust von Gemeinschaft, der weitere Verluste nach sich zog.

Das männliche Ahnenfeld hat vielleicht die Führungskraft verloren, weil eine angesehene Position verschwand oder weggenommen wurde.
Die Gründe dafür sind beinahe nebensächlich, es ist hier wichtig, über die zornigen Gefühle hinaus zu gelangen und den Schmerz über die verlorene Führungskraft zu befreien.
Das weibliche Ahnenfeld hat vielleicht seine Kraft verloren, weil Demütigungen und Verletzungen durch Vergewaltigung und Missbrauch erlebt wurden. Anschließend war kein Platz mehr für sorglose Gemeinschaft.
Wie soll man mit Anderen fröhlich sein, wenn sich niemand um die eigenen Wunden gekümmert hat?
Jedenfalls wirst du mit deinem Thema an solche vergrabenen Gefühle rühren. Wenn du diese Zusammenhänge bedenkst, erlangst die klarere Strukturen. Die empörten und unterdrückten Emotionen deines Ahnenfelds sind sonst heute noch in der Lage, dein klares Urteil zu beeinflussen.
Gib in Gedanken jedem deiner Ahnen seinen guten Platz und verneige dich mit ihnen vor ihren wahrscheinlich schmerzhaften Erlebnissen mit deiner Thematik. Dadurch machst du Kraft frei, große Kraft, die dich für die Lösung deiner Frage mit Führung und Versorgung beschenkt.

Auf der Torwächterposition:
Was fehlt dir? Oft genug eine blöde Frage, denn wenn man das wüsste, hätte man wahrscheinlich kein Problem. Sinnvoller wäre es zu fragen, was einen bedrückt oder wütend macht.
Aber in diesem Fall ist die Phalaenopsis ein Hinweis darauf, dass tatsächlich etwas fehlt. Deine Frage kann wahrscheinlich nur gelöst werden, wenn du nach dem Fehlenden suchst und es hoffentlich auch findest.

Nun geht es aber weniger um bestimmte Personen oder Dinge, sondern um den eigenen Zustand, den man vor dem Verlust hatte.
Also konkret die Geborgenheit der Heimat, in der man sich sicher und vertraut fühlte. Oder die Selbstverständlichkeit und Normalität des Lebensstandards, bevor man seine Arbeit verlor. Vielleicht geht es auch um Familie und deren Verlust durch eine Scheidung, einen Tod oder ähnliches. Immer aber ist es der nicht verarbeitete Verlust eines als selbstverständlich angesehenen Zustands. Man ist nicht in der Lage, die „Verlustgefühle", also Schmerz, Trauer und Fassungslosigkeit zu fühlen. Es darf einfach nicht wahr sein!
Und es entsteht Wut, die leider selten einen sinnvollen Adressaten findet.
Die Welt und das Leben reagieren einfach nicht auf die Anschuldigungen.
Weil die Situation also ziemlich aussichtslos ist, zieht man sich möglicherweise komplett zurück. Die Gefühle werden ins Unterbewusstsein verräumt und rumoren dort, sobald eine äußere Situation daran erinnert.
Und im Tagesbewusstsein dominiert das Gefühl, mit der ganzen Sache am liebsten nie wieder etwas zu tun haben zu müssen.
Man geht soweit wie möglich aus dem Kontakt damit heraus.

Und so lässt sich die Frage nach dem, was dir fehlt, beantworten.
In deiner Frage versteckt sich etwas, was an einen solchen Verlust erinnert.
Die - wahrscheinlich eher unbewusste - Mischung aus Wut, Hilflosigkeit und Sehnsucht macht dich, wenn du sie zulässt, ziemlich fertig. Nur gestehst du dir diesen Zustand ungern ein. Du willst vor allen Dingen nichts mehr damit zu tun haben, du blendest es aus oder gehst ganz weit in Distanz.
Möglicherweise erinnerst du dich auch gar nicht mehr.
Leider verlangt die Phalaenopsis von dir, zumindest darüber nachzudenken, ob sie mit ihrer Vermutung recht hat.

Gestatte dir, die Größe deines Unterbewusstseins anzuerkennen.
Du kannst mit dem Tagesbewusstsein nicht sicher beurteilen, wie groß der Verlust wirklich war und wie lange er zurückliegt. Möglicherweise geht es um die Kündigung von neulich, genauso gut kann diese aber auch nur ein Trigger

sein, der einen viel älteren Schmerz berührt. Die Kunst liegt jetzt darin, hinter die Wut oder die Empörung zu schauen und mutig den fassungslosen Augenblick des Verlustes zu finden.
Durch die Anerkennung der Verhältnisse bewegst du diese Teile deines Selbstes wieder in den Fluss der Energien. Sie stehen dann zur Lösung deiner ursprünglichen Frage wieder zur Verfügung.

In der Seelenebene:
Deine Seele erinnert eine Erfahrung von Ausschluss aus einer Gemeinschaft. In dieser Gemeinschaft befand sich für lange Zeit der Sinn des Daseins und des seelischen Wachstums. Und dann war es zu Ende.
Und zwar nicht, weil man freiwillig an einem anderen Ort und mit anderen Menschen weiterwachsen wollte, sondern weil man herausgesetzt wurde oder die Gemeinschaft zerstört wurde. Man musste gehen.
Ob das damals rechtmäßig war oder ein Akt der Willkür, lässt sich heute nicht mehr wissen. Aber das Gefühl in deinen Zellen ist immer noch damit verbunden. Wie konnte man nur!
Und ob man es nun glaubt oder nicht, es ist immer noch nicht vorbei. Ganz einfach deshalb, weil es bis heute nicht möglich ist, damit einverstanden zu sein. Um den Schmerz zu verarbeiten, müsste man den Zorn loslassen können. Aber wie könnte man denn einverstanden sein?

Jeder abgesägte Baum erinnert an die wilden Zerstörungen der heiligen Wälder und die dadurch erlittene Trennung von Mutter Erde. Jedes als „Vieh" missbrauchte Tier erinnert an die jahrtausendelang währende friedliche Gemeinschaft zwischen allen Lebewesen, in der jedes seinen Platz hatte. Diese Erinnerung geschieht so schnell, dass sie nicht immer bis ins Tagesbewusstsein vordringt.
Die Phalaenopsis-Verbundenheit in der Seelenebene weist darauf hin, dass deine Frage auch solche Gefühle berührt. Diese Gefühle halten dich davon ab, klar bewusst die Gegenwart zu gestalten. Es mischt sich die unerlöste Wut und der uralte Schmerz ein, sie lassen dich den klaren Weg verlieren. Obendrein kannst du gar nicht so genau sagen, was dich eigentlich umtreibt.

Wir sind alle aus dem Paradies vertrieben worden. Es ist damit hier nicht das biblische Eden gemeint, sondern die fraglose Koexistenz von allem Lebendigen auf dieser Welt und einem tiefen Verbundenheitsgefühl mit unserer Großen Mutter Erde.
Offenbar muss aber Jede/Jeder in sich selbst die Stärke und Kraft finden, davon

Abschied zu nehmen. Das geschieht besonders in den kleinen Momenten, wenn wir die Trennung spüren und trotzdem nicht in Kummer, Mitleid, Selbstmitleid oder Wut versinken. Auch der blutige Weg des Eisenzeitalters und alle Verirrungen der Gegenwart gehören nun mal zum Menschheitsweg dazu.
Wenn wir die Einheit suchen, müssen wir zuerst die Menschheit als Ganzes wieder als Einheit betrachten - mit allem, was wir einander angetan haben und noch antun. Große Worte - zu der die Elefantenohr-Orchidee ihre Größe gern beisteuert.

Lösungsweg:
Deine Seele ist tief mit deinem Ahnenfeld verbunden.
Nutze deine Kraft, um einen vermeintlichen Ausschluss für alle zu lösen.
Dein Herz hat den Anspruch, dass alle dazugehören - wie weise.

Botanik:
Der Name Phalaenopsis entsteht durch die griechischen Worte phalaina = Nachtfalter und opsis = Anblick.
Gigantea deshalb, weil ihre Blätter bis 1 Meter lang und 50 Zentimeter breit werden können.
Daher auch die deutsche Bezeichnung Elefantenohr-Orchidee.
Ursprünglich heimisch ist diese Gattung im tropischen Regenwald von Borneo.
Sie braucht neben hoher Luftfeuchtigkeit und viel Regen auch trockene Perioden.
Von der Keimung bis zur Blüte vergehen bis zu 12 Jahre.
Die Blüten erscheinen an einem Stängel, es können an ihm sehr viele Blüten gemeinsam blühen.
Die Ursprungsform hat auf cremeweißem Grund rotbraune Flecken und Punkte, die man tasten kann. Sie besitzt einen leicht zitronigen Duft.
Die Blüten sind ausgesprochen langlebig.
Die Elefantenohr-Orchidee wächst epiphytisch.
Die Luftwurzeln sind von einem Velamen umgeben, eine Art Polsterschwamm, welcher Nährstoffe aufnehmen kann und Wasser speichert.

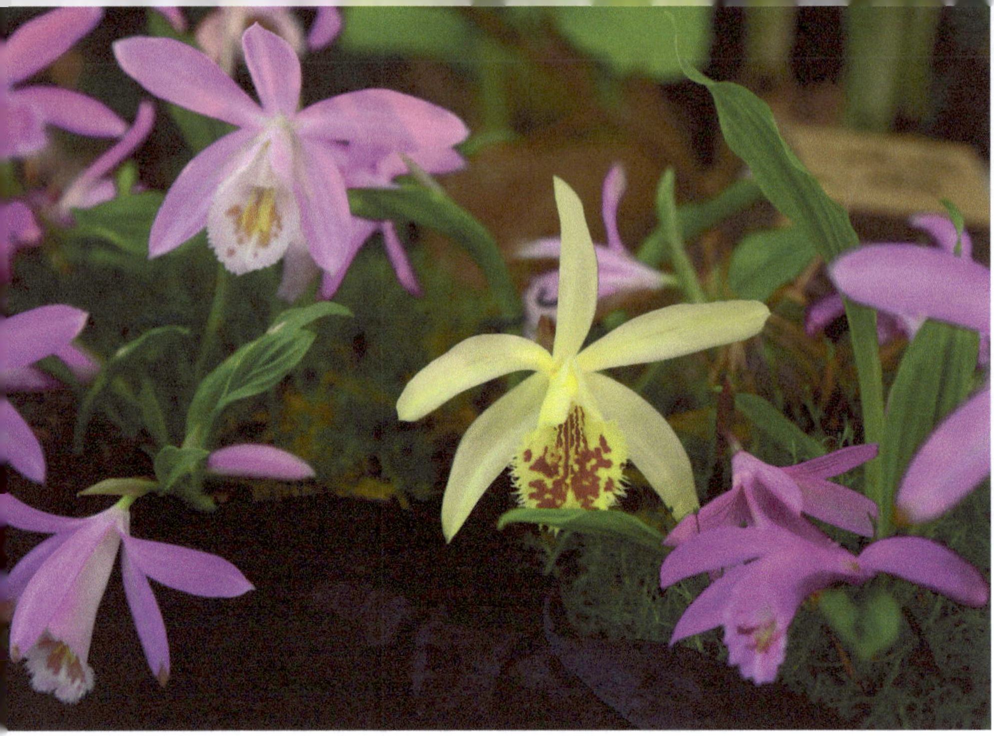

Pleione bulbocodioidis - Segel-Orchidee

Abspaltung - Verbundenheit durch Integration

- Unklarheit über die eigene Identität
- Mangel an innerer Führungskraft
- Ist gezwungen, auf Äußerlichkeiten zu achten
- Unter ständiger Angst, zu verlieren
- Sehnsucht nach Wahrheit
- Belastung der Nebenhöhlen durch Ahnenseelen
- Handlungsunfähig
- Erinnerungsunfähig
- Verlust des eigentlichen Zieles

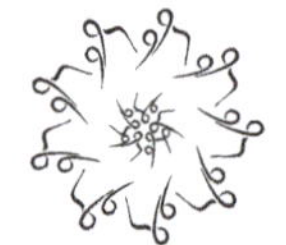

Eine Möglichkeit, mit schwierigen oder gar traumatischen Erlebnissen umzugehen, ist die innere Trennung von den erlebten Situationen. Die Erinnerungen werden selbstverständlich im Unterbewusstsein archiviert, sind aber dem Tagesbewusstsein nicht mehr zugänglich. Die Erlebnisse gehören praktisch zu „jemand anderem", man selbst hat so etwas „niemals" erlebt.

Im Katastrophenfall wird auf diese Art das Weiterleben gewährleistet.
Leider funktioniert diese Methode nicht besonders gut für den „normalen" Alltag. Anstatt die Lebenskraft für die Aufarbeitung schwieriger Gefühle nutzen zu können, wird sie dafür verbraucht, Erinnerungen fern zu halten. Denn selbstverständlich verlangt ein Teil der Persönlichkeit danach, verstörende Gefühle zu verstehen oder zu teilen und ebenso selbstverständlich wird in diesem Fall ein anderer Teil der Persönlichkeit diese verdrängen.

Je nachdem, wieviel Raum solche Prozesse einnehmen und vor allem, in welchem Lebensalter sie erlebt wurden, wird das Alltagsleben mit diesem Thema mühsam sein. Der „schwierige" Lebensbereich wird nicht von der Gesamtpersönlichkeit gelebt - erlebt - belebt, sondern so gestaltet, dass keine Berührungen mit ihm entstehen. Lieber macht man alles so, wie es die Umgebung vormacht. Man fällt dadurch erstens nicht auf und zweitens ist es ungefährlicher für das eigene Unterbewusstsein. Die bedrohliche Erinnerung wird nicht berührt.

Die Pleione-Orchidee beschreibt im negativen Verbundenheitszustand diesen Zustand. Äußerlichkeiten haben - im betroffenen Bereich - die eigene innere Führungskraft ersetzt. Es fehlt der Kompass, der die Dinge so entscheidet, wie es für die Persönlichkeit richtig und wichtig wäre. Stattdessen werden Regeln und Verhaltensweisen übernommen, die man von der Umgebung vorgelebt bekommt. Das ist ja prinzipiell völlig in Ordnung, in diesem Fall verweist die Pleione aber darauf, dass es - in diesem speziellen Fall - eben nicht die ganze Wahrheit ist.

Ein Bereich, der nicht von Lebenskraft und Ichpersönlichkeit durchdrungen ist, wird schnell von „fremden" Interessen besetzt.
Alle in Resonanz stehenden Ahnen können ihre Gefühle mit den eigenen schwierigen Erlebnissen verbinden - natürlich nicht aktiv, sondern einfach als unverstandene und schwierige Erinnerung. Vielleicht würden sie das sogar lieber verhindern, aber es geht eben nichts verloren. Also ist ein jetzt lebendes Familienmitglied an der Reihe, bestimmte Gefühle zu erleben und zu verarbeiten. Je nachdem, welche Seelenerfahrung nun von der lebenden Person eingebracht wird, werden sich Gefühle lösen und heilen können - oder eine weitere Verstärkung erfahren.

Ein negativer Pleione-Verbundenheitszustand lässt also der eigentlichen Persönlichkeit keinen Raum zur Entfaltung, weil sie sich gar nicht wahrnehmen kann.

Ein positiv geladener Verbundenheitszustand der Pleione-Orchidee holt die Persönlichkeit ins Hier und Jetzt. Es ist wie aufwachen aus einem dunklen Traum: Man bewegt sich, hat klare Gedanken, nimmt eine gesunde Lebensführung ein und erlaubt dadurch den Selbstheilungskräften in allen Anteilen der Person zu arbeiten, also sowohl im physischen Körper wie auch in Emotionen und Gedanken. Schwierige Erinnerungen werden „verdaut", indem sie angeschaut, anerkannt und abgenickt werden.
Der betroffene Lebensbereich kann danach mit individueller Lebensgestaltung gefüllt werden. Dadurch verstärkt sich automatisch die Lebenskraft.
Die gewonnenen Erkenntnisse werden durch alle Ebenen hin auch die Ahnen erreichen und Wolken sich auflösen lassen.

In der persönlichen Ebene:
Deine Frage berührt einen Bereich deines Lebens, in dem du schwierige oder verletzende Erlebnisse hattest. Es ist gut möglich, dass diese Erlebnisse schon aus deiner frühen Kindheit stammen.
Jedenfalls haben sie sich dir so tief eingeprägt, dass du diesen Bereich gut vor dir selbst und der Umwelt verbirgst. Weil du dadurch nicht in der Lage warst, ein angemessenes Verhältnis zu diesem Thema aufzubauen, hast du Lösungen und Wege genommen, die dir von Außen angeboten wurden.
Leider entsprechen sie offenbar nicht deinem tiefsten Wesen. Eigentlich suchst du nach dem dir eigenen kreativen Ausdruck, kommst aber noch nicht an ihn heran.

Deine jetzige Frage ist also auch eine Chance, alte Konflikte zu verdauen und zu heilen. Der Auftrag lautet: Was wünschst du dir zum Thema deiner Frage - von dir oder von außen? Warum bist du nicht in der Lage, es zu tun oder darum zu bitten? Und dann forsche nach den spontanen, aber eigentlich unmöglichen Gefühlen dazu. Nimm deinen Widerstand ernst und beginne einen Dialog mit ihm.
Jeder kennt den Zustand, bevor man sich übergeben muss. Es erscheint schier unmöglich und grauenhaft schlimm. Aber wenn das Erbrechen beendet ist, fühlt man sich so wunderbar befreit. So ähnlich funktioniert es auch mit Erinnerungen und den dazugehörigen Gefühlen. Wenn man es schafft, sie passieren zu lassen und mit dem erwachsenen Tagesbewusstsein Verständnis und Liebe für sie aufbringen kann, heilen alte Wunden und kann deine Persönlichkeit auch in diesem Thema Platz nehmen. Werde du selbst!

In der Ahnenebene:
Bei diesem Thema bekommst du nur eine geringe Menge Führungskraft oder Versorgungskraft geschenkt. Dieses Thema war für Teile deiner Ahnen nicht frei zugänglich, sondern wurde erstickt in einem „Das macht man so".

Selbstverwirklichung war früher kein Thema, es galt viel mehr, den gesellschaftlichen Regeln und Normen zu entsprechen. Dem hatten sich persönliche Wünsche unterzuordnen. Gleichzeitig hatten auch unsere Vorfahren diesen Drang nach Selbstausdruck und Persönlichkeit. Bei deinem heutigen Thema wurden ihnen schmerzhafte Grenzen gesetzt, die durch bemühtes Wohlverhalten eingehalten wurden.

Deshalb ist der Fluss der Führungskraft oder der Versorgungskraft von Unterdrückung der wahren Gefühle geprägt.
Äußerlichkeiten ersetzten das eigentliche Ziel.
Indem du diese Begrenzungen verstehst und anerkennst, erhältst du die Möglichkeit, Dinge anders zu entscheiden und Gefühle anders auszuleben.
Nicht du bist handlungsunfähig, sondern die Erinnerungen deiner Ahnen in dir wollen dich von deinem Thema abbringen.

Gehe in den positiven Pleione-Zustand über.
Sei so lebendig wie es dir möglich ist. Lebe und bewege dich, dadurch bewegst du auch alte Gefühle und erlöst du altes Gift.
Und freue dich darüber, dass uns heute so viel mehr Möglichkeiten der Selbstverwirklichung gegeben sind.

Auf der Torwächterposition:
Von allen Seiten erreicht dich der Ruf nach Kreativität und Selbstausdruck, wenn du dich mit deiner Frage beschäftigst. Dem entkommst du nicht!
Leider ist es in diesem Fall offenbar das Schwierigste überhaupt.

Aber so sind Torwächter nun mal. Tief versteckt gibt es Erinnerungen - von dir? deinen Ahnen? deiner Seele? - vor denen du zurückschreckst. Was immer es war, hat es dazu geführt, dass du „brav" erfüllst, was allgemein in diesem Thema gerade für richtig gehalten wird. Diese Meinungen ändern sich aber immer wieder! Die Welt entwickelt sich weiter.
Jetzt scheint es also für dich Zeit zu sein, mit alten Erinnerungen und Gefühlen aufzuräumen. Sonst kommst du mit deiner Frage nicht wirklich weiter.

Deine Sehnsucht nach Wahrheit wird dich führen:
ebenso wie sich ein physischer Körper regeneriert, wenn er bewegt wird, verdauen sich auch Gefühle = Bewegungen des Herzens, wenn man sie in Bewegung bringt. Also darüber spricht, nachdenkt, sucht und findet.
Auch Träume zu diesem Thema solltest du ernst nehmen.
Verdrängte Erlebnisse erzählen merkwürdige Geschichten, die man aber deuten kann, wenn man sie miteinander in Verbindung bringt.
Kreativität bedeutet eigentlich nur schöpferisches Tun.
In diesem Sinn ist bereits die Beschäftigung mit den Widerständen in deiner Frage ein kreatives Tun, das du gerade ausführst. Vergiss alle Urteile über gute und schlechte Arbeiten, vergiss alle Angst vor Urteilen.
Die positive Kraft der Verbundenheit der Pleione-Orchidee erklärt dir, dass du in der Lage bist, deinen ureigenen Weg zu finden.

In der Seelenebene:
Deine Seele ist viel größer als du es für möglich hältst. Viel älter und erfahrener, aber möglicherweise auch verwundeter und vorsichtiger.
Bereiche, die mit deiner Frage zu tun haben, wurden bisher als „zu schwierig" beiseite geschoben.
Dein jetziges Selbst existiert im Tagesbewusstsein ohne diese Erinnerungen und Erfahrungen, als würdest du bei Null anfangen. Gleichzeitig spürst du die Denk- und Fühlverbote in diesem Bereich. Die Pleione-Orchidee verbindet dich hier mit der Tatsache ihres Vorhandenseins.

Du hast nun die Wahl:

- bleibe in gewohnten Bahnen und erkläre das Ziel deiner Frage für unerreichbar.
- wage das Aufregende und erlaube deinem Unterbewusstsein, dir schrittweise die abgespaltenen Erinnerungen zu präsentieren.

Du wirst sie ein einem kreativen Entwicklungsprozess in deinen Lösungsweg integrieren.

Lösungsweg:
Beginne, dich zu besinnen - bewege dich wieder. Beginne, wieder zu träumen. Ernähre dich gut und entgifte deinen Körper. Indem du in dein Leben steigst, lösen sich uralte Konflikte.

Botanik:
Pleione bulbocodioidis ist im Himalaya heimisch und wächst dort bis in Höhenlagen von 3.600 Metern. Ihr deutscher Name ist manchmal auch Tibetorchidee, was allerdings irreführend ist. Sie wächst in allen angrenzenden Ländern des Himalaya.

Es ist eine krautige und ausdauernd wachsende Pflanze mit einer Wuchshöhe bis 12 cm. Jede Pflanze treibt nur ein Blatt, neben dem sich im Spätsommer eine Blüte bildet. Diese Blüte ist im Verhältnis zur übrigen Pflanze recht groß. Im Winter verliert sie ihr Laub.

Den Namen hat die Gattung Pleione (es gibt viele Unterarten) nach einer griechischen Göttin, die auch als Mutter der Plejaden gilt.
Aus den Bulben wird in China Bibenzyl-Derivat gewonnen, ein Hilfsstoff bei der Herstellung von synthetischen Farbstoffen.

Sie ist verhältnismäßig leicht zu kultivieren und findet sich deshalb auch in europäischen Gärten.

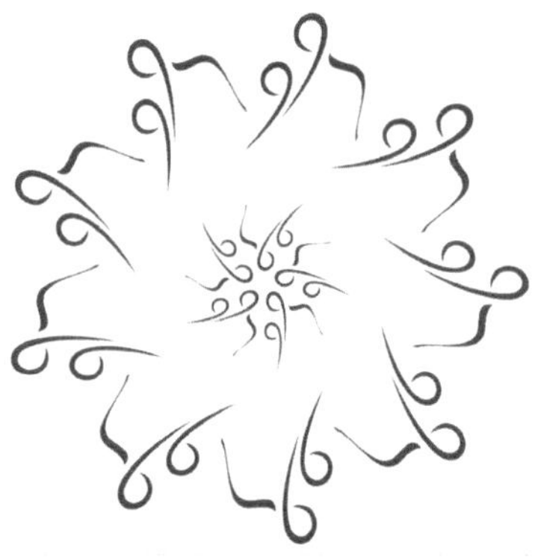

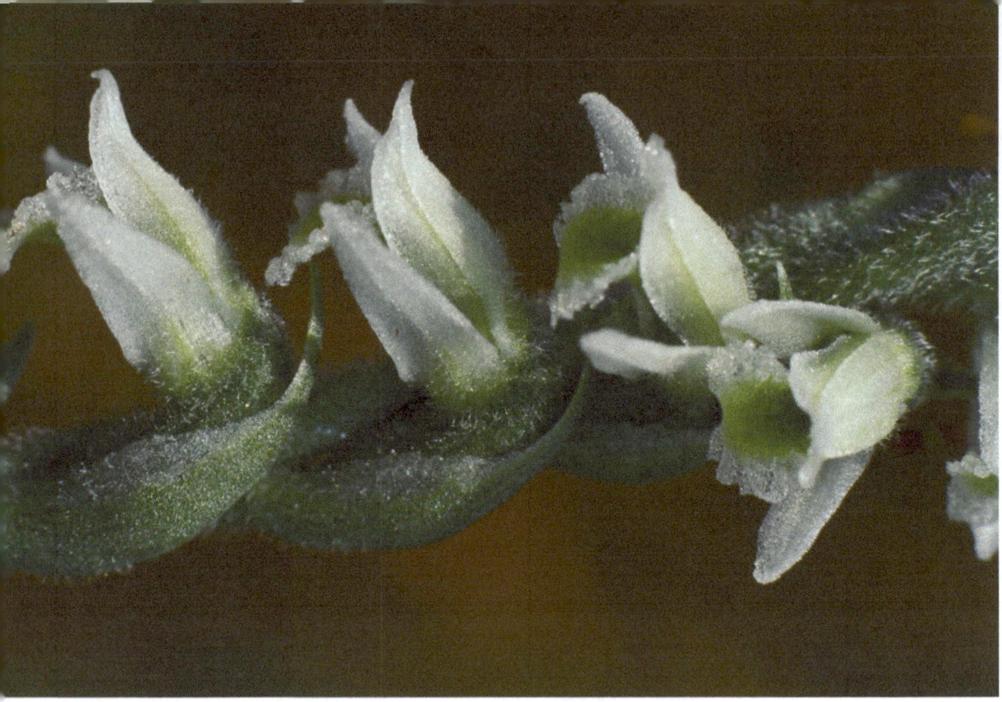

Spiranthes spiralis - Herbst-Drehwurz

Weltflucht - Verbundenheit durch Ankunft

- Sehnsucht nach einer anderen Welt
- Wünscht sich, zu einem anderen Planeten zu gehören
- Fühlt sich ausgesetzt
- Fühlt sich überfallen von Gefühlen tiefster Reue
- Hat das Gefühl, konstant zu schlafen
- Verschläft das eigene Leben
- Die Haut brennt und juckt
- Ist gelangweilt vom Leben, wie unter dem Niveau

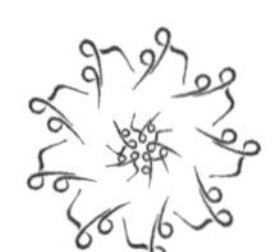

Kann die Welt unerträglich sein? Selbstverständlich.
Was tun wir westlichen Menschen, wenn die Welt uns unerträglich ist?
Wir flüchten, heutzutage gerne in digitale Welten, aber auch immer noch wie früher in Geschichten, Religion, Musik oder Natur.
Als unerträglich gestaltet sich hier manchmal nicht nur die ganz persönliche Welt, sondern auch das große Ganze mit diesem verzweifelten Ringen um Frieden, der doch nie dauerhaft wird.

Was tut ein Kind, wenn ihm die Welt unerträglich wird?
Es nutzt seine Phantasie.
Den meisten Kindern steht noch nicht so viel Ablenkung zur Verfügung, obwohl sich das auch langsam ändert. Ein Kind kann sich manchmal noch dunkel daran erinnern, aus einer anderen Sphäre in diese Welt gekommen zu sein. Allerdings hat es (meistens) auch keinen direkten Kontakt mehr dorthin. Deshalb entstehen Imaginationen vom Leben in anderen Welten, möglicherweise auch auf anderen Planeten - und natürlich ist dort alles viel einfacher, geordneter.

Diese kleinen Fluchten können sich zu einem Grundmuster entwickeln, wenn sich die Lebenssituation insgesamt nicht ändern lässt und ein heranwachsender Mensch diesen „Notausgang" ständig benutzen muss. Es wird dann kein temporäres Entfliehen mehr, sondern das eigentliche „Zu Hause". Der Aufenthalt in der realen Welt mit ihrer scheinbar unerträglichen Lebensrealität wird eine unbequeme Tatsache, die man so gut es geht ausblendet.

Ist man aber gezwungen, am täglichen Leben teilzunehmen (in Schule, Haushalt, Pflichten), tut man dies in einem schläfrigen Tran. Alles erscheint unglaublich langweilig und grau, wie in einem alten Schwarz-Weiß-Film. Nur schnell wieder weg hier. Jede Hilfe bei der Weltflucht wird ausprobiert, leider ist das nicht immer ungefährlich. Aber auch scheinbar ungiftige Wege können ins Extrem gesteigert werden.

Das physische Erwachsenwerden lässt sich nicht vermeiden.
Seelisch erwachsen zu werden ist nicht automatisch damit verbunden.
Aufwachen ist oft ungemütlich, in seinem eigenen Leben aufzuwachen braucht manchmal Mut.
Durch lange innere „Abwesenheit" hat sich vieles angesammelt, was erstmal aufgeräumt werden muss. Wenn man erkennt, wieviel „Arbeit" man den Menschen der eigenen Umgebung durch die ständige (innere) Abwesenheit zugemutet hat, kann ein tiefes Reuegefühl entstehen. Jetzt wird es Zeit, das Licht der Phantasiewelten in den eigenen Alltag einzubringen.
Dann kann das vielleicht sogar Spaß machen mit diesem Leben!

Im negativen Spiranthes-Zustand erlebt man Verbundenheit nur mit weit entfernten Sphären, denen man sich über bestimmte Praktiken annähern möchte. Wandelt sich dieser Zustand in seine positive Seite, entsteht Verbundenheit durch simples Ankommen in der Gegenwart, wie immer es hier auch gerade aussehen mag.

In der persönlichen Ebene:
Ein Teil von dir sucht nach Entwicklung bei deinem Thema, ein anderer Teil von dir will eigentlich schon wieder weg.
Alles erscheint dir so mühsam, so unendlich langwierig. Es ist erschöpfend, am liebsten legst du dich wieder hin. Lasst mich alle in Ruhe.
Aber anschließend stellt sich ein Reuegefühl ein, denn du willst eigentlich wirklich etwas bewegen. Wenn es nur nicht so mühsam wäre.

Warum ist das alltägliche Leben so mühsam und warum sind die Traumwelten so viel attraktiver? Diese Frage lässt sich leicht beantworten. In Traumwelten eckt man nicht an mit der Realität, sie sind weich und interessant - auch wenn spannende Abenteuer ihr Inhalt sind. Im Gegensatz zum Alptraum hat man im Phantasietraum das Ende ja selbst in der Hand ... .
Es ist ein Verhaltensmuster, dass du - jedenfalls bei diesem Thema - schon früh angenommen hast.
Es hat sich deshalb kein „Immunsystem" für die Plagen dieses Themas entwickeln können. Du hast hier das Kämpfen nicht gelernt.
Aber auch dauerhafte Erschöpfung kommt als Ursache in Frage.
Zum Glück, könnte man sagen, hast du keine Wunden durch Kämpfe erlitten. Im Endeffekt geht es dir aber so auch nicht viel besser - immer bezogen auf dein spezielles Thema. Es fehlt dir nämlich an den Inhalten deiner Frage.

Die Herbst-Drehwurz weist dich im negativen Zustand auf die Verweigerung der Teilnahme am täglichen Leben hin. Was immer dein Thema betrifft, wird auf diese Weise vertagt oder geht mangels Aufmerksamkeit ein.
Die positive Botschaft des Spiranthes-Verbundenheitszustands will dich aufwecken. Bleib präsent, auch wenn es nervt.
Übe dich im Aushalten der Langeweile. Bereichere deine Umwelt mit deiner Phantasie und löse deine Frage kreativ, aber präsent.

In der Ahnenebene:
Kennst du das, wenn Menschen nur als physische Hülle anwesend sind, mit ihrer Aufmerksamkeit aber ganz woanders sind?
Seit wir Smartphones benutzen, ist es ein alltäglicher Anblick geworden.
Was passiert aber, wenn der Mensch, von dem du etwas brauchst (weil er/sie z. B. deine Eltern sind), mal wieder nichts mitkriegt von dir, weil seine Aufmerksamkeit ganz woanders ist? Woher bekommst du Führungskraft, wenn der Führende nirgends hin will? Woher bekommst du Versorgungskraft, wenn die Versorgende von anderen Sphären träumt, aber dir keine Geborgenheit gibt?

Zumindest was dein Thema angeht, sind das Erfahrungen, die dir aus deiner Ahnenwelt entgegen kommen. Es müssen nicht deine Eltern gewesen sein. Die Resonanz deines Ahnenfelds beschert dir die Herbst-Drehwurz mit dem Hinweis auf eine Vorliebe für Weltflucht.
In der Folge dieses Verhaltens gab es Versäumnisse, die als Reuegefühle jetzt bei deinem Thema aufkommen. Trenne dein Anliegen von jeder Weltflucht. Bleibe in der Gegenwart verwurzelt, auch wenn sich dir viele sehnsüchtige Gefühle aufdrängen. Aber nutze das beträchtliche Phantasiepotential für dein Anliegen.

Auf der Torwächterposition:
Ist dein Thema mit deinem Alltag zu verbinden? Ist es anstrengend?
Du brauchst mehr Kraft als andere Menschen, um bei diesem Thema wach und aktiv zu bleiben. Der Drang, ins Träumen abzukippen, ist enorm. Übrigens träumt man auch vor einem Bildschirm ganz vortrefflich. Die Anstrengung, beim Thema zu bleiben, verflüchtigt sich sanft und du erträgst dein Leben wieder. Einfach mal chillen .... .
Mit diesem Torwächter hast du die Aufgabe, „bei der Stange zu bleiben". Untersuche deine Gefühle, wenn du merkst, dass du weg willst. Es muss in Worte gebracht werden, was dich fliehen lassen will.
Die Aufgabe ist schwerer, als sie scheint. Die echten Gefühle, die du brauchst, um diesen Knoten zu lösen, sind sehr, sehr weit weg - in anderen Welten? Was hat die Kraft, dich aus der Wachheit zu ziehen?
Wenn du längere Zeit mit diesem Torwächter verbringst, entsteht ein Tauziehen in dir. Du verspürst Ärger über die verschenkte Lebenszeit. Dein Nervensystem reagiert über die Haut, sie ist überladen mit Energie. Aber aus deiner Haut kommst du nur als Ganzes heraus. Also nutze deine beträchtliche Phantasie, um den Ausweg zu finden!

In der Seelenebene:
Sobald es um dieses Thema geht, sehnt sich deine Seele sehr nach ihrem Zuhause in den feinstofflichen Sphären. Sie versorgt dich nur ungern mit Kraft und Inspiration. Etwas an deiner Frage erinnert sie stark an öde und langweilige Zeiten, in denen man nichts rechtes zustande brachte. Warum eigentlich? Gab es Erlebnisse, die so unangenehm waren, dass die Seele lieber nicht mehr in dieser Stofflichkeit fühlen wollte?
Wurde sie gar dazu gedrängt, einen Körper zu beziehen, obwohl sie eigentlich nicht mehr mitmachen wollte in diesem Spiel?

Nur hier, wo wir die Konsequenzen unserer Gedanken und Handlungen früher oder später auch fühlen (müssen), kann man sich weiterentwickeln. Das weiß deine Seele. Trotzdem erinnert sie dieses Thema, das dich gerade beschäftigt, sehr an die Mühsal, die in einem körperlichen Leben steckt.
Du kannst dich nicht ohne weiteres über diese Gefühle aus deinem Inneren hinwegsetzen. Sprich mit ihnen - mit dir. Gib nicht einfach kampflos auf, wenn dich die Langeweile übermannt.
Bereichere deinen Alltag mit kleinen Geschenken, die dich motivieren.
Die Herbst-Drehwurz will dich bei der Ankunft unterstützen.

Lösungsweg:
Es gibt viele gute verständliche Gründe, weg oder nicht da sein zu wollen .... Nutze deine weitreichende Fähigkeit, um diese und auch deine Welt zu bereichern.

Botanik:
Spiranthes spiralis ist in Europa heimisch.
Sie braucht kurzgefressene Vegetation, die aber nicht in Dauerbeweidung sein darf. Diese Bedingung ist mit dem Ende der Wanderschäferei nur noch schwierig zu erfüllen. Sie gehört deshalb auch zu den Orchideen mit dem größten Rückgang der Population.
Die Herbst-Drehwurz bildet keine Wurzeln aus, sondern hat zwei Rüben als Speicherorgan. Es dauert viele Jahre von der Keimung bis zur ersten Blattbildung und nochmal einige Jahre, bis die Pflanze Blüten bildet. Im Spätherbst bildet sich eine Blattrosette, die wieder verwelkt, bevor ein Blütenstand erscheint. Dieser Blütenstand wächst aus der abgestorbenen letztjährigen Blattrosette neben der diesjährigen. Die Blüten öffnen sich im Oktober.
Die Pflanze kann viele Jahre im Erdreich überdauern, bis die Umgebungsbedingungen für sie passend sind.
Der Blütenstängel ist etwa 10 cm hoch und von graugrünen Schüppchen bedeckt.
Die Blütenähre hat weiße Härchen und sieht aus wie mit Reif bedeckt.
Bis zu 20 Blüten wachsen spiralig angeordnet rund um den Stängel.
In den Abendstunden duften sie.

Im Mittelalter wurden die Wurzeln in Milch gekocht und gegen Schwäche, Schwindsucht und mangelnden Geschlechtstrieb eingesetzt.

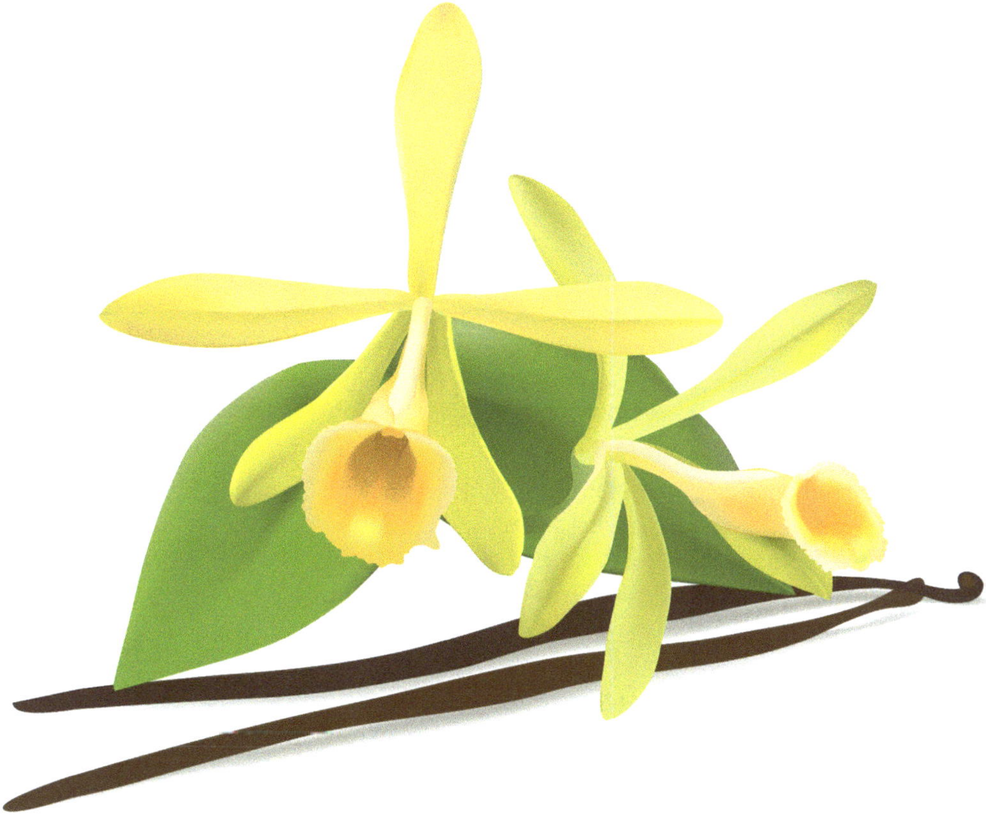

Vanilla planifolia - Echte Vanille
Exklusivität - Verbundenheit durch Kreativität

- Wunsch nach Perfektion, Reichtum und Kontrolle
- Verlangen und Sehnsucht nach Anerkennung
- Selbst völlig kreativitätslos und passiv
- Fühlt sich kontaktlos, sinnlos, zwecklos
- Widerstreit mit dem Tod
- Angst und Sorgen vor großem Unheil
- Enttäuschung und verletzte Gefühle
- Verdauungsdruck und Heimatschmerz

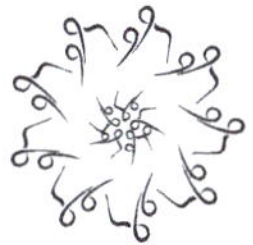

Ursprünglich heimisch ist die Vanille im Golf von Mexiko.
Das dort einheimische Volk der Totonac erzählte folgende Legende über die Entstehung der Vanillepflanze:
Im legendären Königreich Toconacopan lebte die allerschönste Königstochter. Der König wollte verhindern, dass ein sterblicher Mann sie entweihte und machte sie zur Priesterin der Göttin von Ernte und Speisen. Allein schon die Prinzessin anzublicken wurde mit dem Tod bestraft. Trotzdem erblickte sie ein fremder Prinz, als sie allein am Fluss war. Sie verliebten sich ineinander und flohen. Dabei wurde der Prinz von den Wachen getötet.
Die Prinzessin folgte ihm freiwillig in den Tod und sie starben eng umschlungen. Aus dem blutgetränkten Boden sprossen am folgenden Tag ein Baum und eine Rankpflanze mit betörendem Duft.

Diese Legende beschreibt tatsächlich wesentliche Eigenschaften des seelenhomöopathischen Ausdrucks von Vanilla planifolia.
Ein „Produkt" der Kreativität des Königs ist perfekt und erhaben. Es darf nicht einfach „sein", es muss kontrolliert werden, weil es kostbar und besonders ist. Dafür hätte man gern die Anerkennung der Götter, denen man es auch „weiht". Dieses Produkt wird aber völlig aus dem echten Leben herausgenommen, es hat keinen Kontakt dazu. Es besteht große Sorge vor dem Verlust seiner Exklusivität, diese würde seinen „Tod" bedeuten. Wenn ein lebendiger Kontakt stattfindet, verändert sich das Produkt, weil es sich dem Leben fügt - und Leben ist nicht exklusiv, sondern lebendig. Es folgt die Vernichtung, die aber die Verheißung neuer Schönheit bereits in sich trägt.
Kinder sind „Produkte" der Kreativität, auch wenn das völlig unbewusst geschieht. Aber kreativer Ausdruck zeigt sich in jedem selbst hergestellten Etwas. Ein Musikstück, ein Kuchen, ein Haus oder ein Kleidungsstück - egal, das sind alles kreative Schöpfungsprozesse. Das Ergebnis ist individuell und niemals genau gleich.

Eigentlich sollte Kreativität das Leben bereichern und verschönern. Freude und Lebenslust entstehen durch sie. Wenn aber etwas besonders gut gelungen ist, beginnt man vielleicht damit, es eifersüchtig zu bewachen. Möglich ist auch, dass seine Herstellung oder seine Existenz sehr aufwendig oder einzigartig ist. Dann möchte man es nicht unbedingt teilen.
Im Vanille-Zustand ist auch der Aspekt des Verlusts enthalten. Etwas Kostbares geht verloren, weil es entweiht wird. Dann kann leider keine Anerkennung durch die „Götter" (das sind alle Instanzen, von denen man sich Anerkennung erhofft) stattfinden. Dieses Produkt ist ab sofort gestorben.

Die Gefühle eines negativen Vanille-Zustands sind geprägt von Passivität und Abhängigkeit. Dabei steht keineswegs eine Depression im Vordergrund, eher geht es um Enttäuschung und Sinnlosigkeit. Mit dem „Mittelmaß" will man sich jedenfalls auf keinen Fall zufrieden geben. Wenn man etwas beginnt, muss der zu beschreitende Weg vorher ganz klar ausgearbeitet vorhanden sein.
Damit das Ergebnis bestehen kann. Würde man „einfach so drauflos" machen, käme ja wahrscheinlich nur Kraut und Rüben dabei heraus. Unerträglich wäre das. Dann lieber erst gar nicht anfangen.

Liebe, Wärme und kreativer, verspielter Ausdruck bleiben völlig auf der Strecke. Die Verbundenheit des ungelösten Vanilla planifolia-Zustands ist mit allem, was hätte perfekt sein sollen oder es sogar war. Nur das „Edle" zählt.

Im positiven und freien Vanilleorchideen-Zustand entdeckt man in allen Dingen den Ausdruck des Lebendigen. Nichts muss erst exklusiv sein, um als schön und wichtig empfunden zu werden. Die Schönheit des Lebens darf auch unvollkommen erscheinen. Die Verbundenheit mit dem Lebendigen an sich wird als das Wichtigste angesehen.

In der persönlichen Ebene:
Dein Thema will von dir perfekt gelöst werden.
Du strebst durchaus nach Anerkennung von Anderen und legst deren Maßstäbe für dich und dein Projekt an. Daran ist solange nichts verkehrt, wie du mit diesen Maßstäben gut leben kannst.
Die Vanille weist aber darauf hin, dass du dich zu sehr unter Druck setzt, sie perfekt zu erfüllen. Du verlierst dadurch deine individuelle Ausprägung.
Ein Teil von dir wird von dir selbst unterdrückt.
Dadurch entstehen irgendwann Gefühle von Sinnlosigkeit oder Ausgebranntsein.
Dein Unterbewusstsein spürt, dass die fremden Maßstäbe nur für einen hohen Preis zu erfüllen sind. Dieser Preis wäre deine Lebendigkeit!
Das schlimmste Urteil der Außenwelt wäre „Gewöhnlichkeit".
Mit diesem Begriff ist eine starke Abwertung verbunden. Etwas muss schon außergewöhnlich sein, um in einem Vanille-Zustand bestehen zu können.
Aber warum ist das so schlimm? Wieviel Gewöhnlichkeit könnte zum Beispiel in deiner Frage stecken?
Wenn du vielleicht gerade deine Hochzeit planst und dir eine „kitschige" Feier wünschst - aber wichtige Menschen deines Umfelds nur die Nase rümpfen über Schleier, Kutsche und Sektempfang - wofür entscheidest du dich?

Natürlich kann man darüber lächeln und sich sicher sein, dass man seinen eigenen Geschmack kennt und durchsetzt. Die Orchideen-Verbundenheiten entstehen aber in der frühen Kindheit. Dein heutiges Urteil ist mehr als du meinst geprägt von Sätzen und Meinungen, die du als kleinstes Kind um dich herum hattest. Was würde deine Familie zu deinem heutigen Vorhaben sagen - und wieviel von deinen Überlegungen beschäftigen sich damit, diese Urteile entweder zu erfüllen oder auf jeden Fall zu vermeiden? Abfällige Bemerkungen schmerzen mehr, als man für möglich hält!

Die Vanille ruft dich dazu auf, dich bei deinem Thema mit deiner Kreativität zu beschäftigen. Es ist sehr schmerzhaft, zu entdecken, dass sie verschüttet liegt - weil man in diesem Thema zu lange auf die Meinungen Anderer gehört hat. Aber die Kreativität ist ja nicht verschwunden. Am Anfang mag dir stümperhaft erscheinen, was du kreativ aus dir selbst hervorbringst. Aber - „Übung macht den Meister" - das verändert sich garantiert. Betrachte jedes Ergebnis deiner Bemühungen als Ausdruck DEINES Selbstes und lasse den Anderen ihre Meinung. Nichts ist wichtiger im Leben als der echte Kontakt zu sich selbst.

In der Ahnenebene:

Hohe Maßstäbe, bist du das gewöhnt?
Vielleicht nicht nur bei deiner gegenwärtigen Frage?
Das Mittelmaß wird irgendwie verachtet. An welchen Maßstäben haben sich bei diesem Thema deine Ahnen orientiert? Jedenfalls waren Statussymbole dabei ein erstrebenswertes Ziel. Dieses Statussymbol konnte materiell sein, aber auch immateriell wie ein Titel oder ein Posten. Hauptsache, man konnte zeigen, dass man aus der Masse herausragte.
Der Absturz in Bedeutungslosigkeit war eine permanente Bedrohung, die man mit unermüdlichem Streben nach Perfektion zu besiegen suchte.
Welchen Namen hatte der „Gott", dem gehuldigt wurde?
Manchmal verstecken sich diese eigentlich egoistischen Bemühungen hinter sehr hehren Zielen. Man kann auch der heiligste der Heiligen sein wollen, der inspirierteste Künstler oder einfach die beste Mutter der Welt.
Dieser Zustand beweist sich dann, wenn der Verlust des exklusiven Platzes eine Sinnkrise auslöst und die persönliche Welt zusammenbricht. Bist du mit solchen Verhältnissen versorgt worden? Hast du sozusagen mit der Muttermilch aufgenommen, dass man diese Sache, die dich gerade beschäftigt, nur so und nicht anders erfüllen kann?
Dann ist es Teil deiner Aufgabe, die banalen und unperfekten Aspekte deiner Sache genau anzuschauen und vielleicht sogar mit einem Schmunzeln wert zu

schätzen. Vielleicht ist dir auch aus deiner Familie etwas bekannt, was gar nicht so perfekt war und gerne ausgeblendet wurde.
Betrachte es mit Freundlichkeit, denn du weißt ja nun aus eigener Erfahrung, wie anstrengend und auch wie müßig das Streben nach dauerhafter Perfektion ist. Irgendwann holt das Leben die Exklusivität immer von ihrem Sockel herunter. Genieße es!

Auf der Torwächterposition:
Du hast hohe Ziele mit diesem Thema! Warum?
Was erlangst du, wenn du dein Ziel zu deiner Zufriedenheit (also perfekt) meisterst? Bist du dann in Sicherheit? Gehörst du dann endlich wirklich dazu?
Müssen „die Anderen" dich dann endlich mit Respekt behandeln?
Oder bist du dann endlich zufrieden mit dir selbst? Es geht gar nicht so sehr um das geliebt werden, sondern Anerkennung und Hochachtung sind hier das Wichtigste.
Möchtest du jemandem etwas beweisen? Man kann sogar der göttlichen Welt etwas beweisen wollen, es gibt da keine Grenzen. Immer aber erwartet man die Erlösung verletzter Gefühle - denn warum ist man sonst nicht einfach zufrieden mit dem, wie es ist?
So, wie es ist, ist es scheinbar nicht gut genug.
Auch Verfall und Alter machen dir die Lösung deines Themas nicht leicht.
Was löst also diesen Kernkonflikt?
Einverstanden sein mit dem Unfertigen, dem nicht Perfekten, mit dem „Unkraut".
Das ist bestimmt nicht einfach, aber wahrscheinlich der gesündere Weg.
Und bestimmt der zufriedenere.

In der Seelenebene:
Deine Seele erinnert sich an „Macht und Herrlichkeit". Wo auch immer das war, du willst wieder dorthin, in diesen Zustand von Reichtum und Exklusivität.

Machen nicht wahrscheinlich alle Menschen einmal solche Erfahrungen, um ihre Vergänglichkeit kennenzulernen? Und auch die hinter der Fassade liegende Gewöhnlichkeit, denn die scheinbar so besonderen Positionen und Fähigkeiten verhindern nicht den banalen Stoffwechsel, den Schmutz und das Altern. Auch Könige sind dem Verfall ausgesetzt, auch Idole können Fußpilz haben.
Übrigens kann es ebensogut sein, dass du nur Zuschauer in der Aufführung der Besonderheiten warst und ein großes Bedürfnis in dir trägst, auch mal an

dieser Stelle stehen zu dürfen.
Es gilt also mal wieder, die Welten zu trennen: die diffuse Erinnerung an die Freiheit, Größe und Einheit in einer geistigen Welt, die zur Zeit leider nicht die aktuelle Lebenswelt ist, muss getrennt werden von dem Wunsch, diese Verhältnisse hier und jetzt und möglichst sofort zu haben. Wir müssen alle die „irdischen“ Verhältnisse erfüllen.
Exklusivität beruht immer auf der Ausbeutung derjenigen, die die Schmutzarbeiten leisten. Banale Arbeit ist der Boden der kreativen Prozesse.
Alles will aber wertgeschätzt werden als Teil des Lebens.
Der Trennungsschmerz der Unvollkommenheit treibt jeden von uns an, sich den Maßstäben der geistigen Welt wieder anzunähern. Bis dahin hilft aber nur die bescheidene Anerkennung aller Webfehler in unseren Projekten. Sie sind Ausdruck unserer Gesamtverfassung. Die Liebe zu allem Geschaffenem, wie fehlerhaft es auch sein mag, ist Teil der Rückfahrkarte in die Gefilde, die wir so sehr vermissen.

Lösungsweg:
Übe dich in Anerkennung simpler, banaler Dinge und beginne zu lieben.
Die Last der Verstorbenen wird sich sortieren, wenn du dein Herz dem Leben öffnest.

Botanik:
Vanilla planifolia ist eine Kletterpflanze, die bis zu 30 Meter lange Ranken entwickeln kann und Wuchshöhen um die 10 Meter erreicht. Die Blätter sind bis 20 cm lang, dickfleischig und dunkelgrün. Die traubenartigen Blütenstände mit etwa 20 Einzelblüten sind weißlich-cremefarben. Sie blühen nur einen einzigen Tag lang und duften süß. Eine Bestäubung kann nur in diesem kurzen Zeitraum stattfinden. Das Gewürz „Vanille“ besteht aus den fermentierten Samen der Vanillepflanze. Die Schoten brauchen neun Monate zum Reifen. Es folgt eine langwierige, komplizierte und arbeitsaufwendige Verarbeitung.

Dadurch wird Vanille zum zweitteuersten Gewürz der Welt, nach Safran. Auch deshalb ist in entsprechenden Produkten zu über 95 % das künstliche Vanillin in Gebrauch.

Echte Vanille wirkt stimulierend auf den Östrogenhaushalt und hat leicht euphorisierende Eigenschaften.
Sie lässt sich gut im heimischen Garten kultivieren.

Schon bei den Azteken war mit Vanille veredelter Kakao eine Delikatesse. Montezuma soll angeblich täglich 50 Tassen davon getrunken haben. Bereits damals galt die Vanille als Aphrodisiakum.

Bis in das 19. Jahrhundert besaß Mexiko das Monopol auf Vanille. Das Wissen um Anbau und Verarbeitung der Schoten war geheim. Außerdem braucht die Vanillepflanze eine einheimische Bienenart (Melipona, stachellos) für die Bestäubung. Der zwölfjährige Edmond Albius, ein Sklavenkind auf La Réunion, fand heraus, wie man die Vanille künstlich bestäuben kann. Bis heute wird nach dieser Methode die kommerziell verwendete Vanille ausschließlich von Menschenhand befruchtet. Im wesentlichen ist heute Madagaskar für die Vanilleproduktion zuständig.

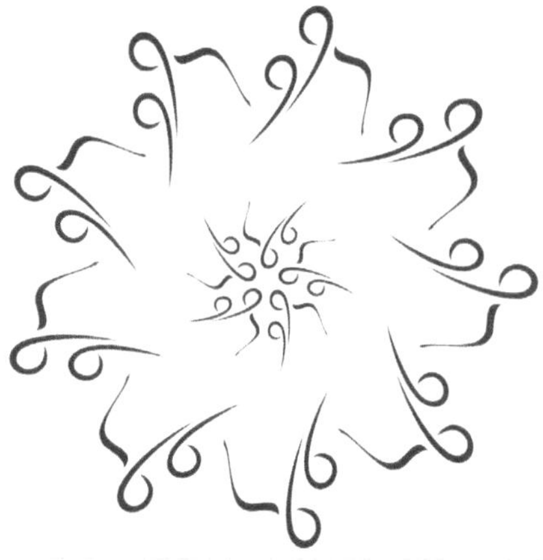

Kim Fohlenstein und Felicitas Fohlenstein

Heilpraktikerinnen, Lehrerinnen und Autorinnen

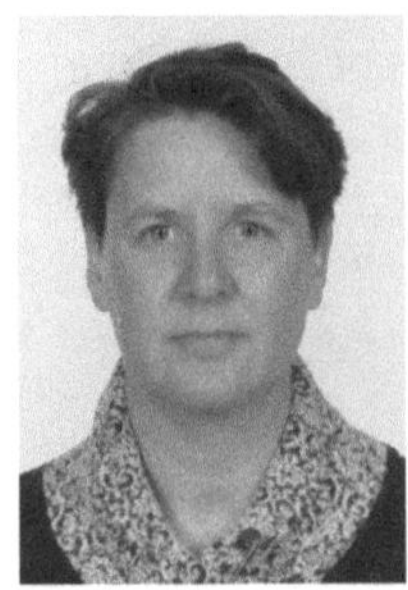

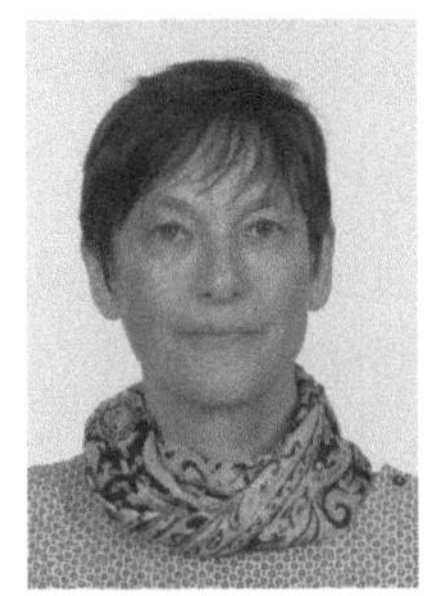

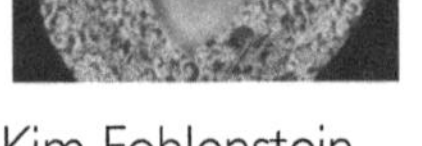

Kim Fohlenstein Felicitas Fohlenstein

Beide haben viele Jahre in der Praxis gearbeitet.
Sie führten eine Heilpraktikerschule und bildeten dort die Schüler neben der Ausbildung zum Heilpraktiker auch in Homöopathie und Cranio-Sacraler Osteopathie aus.
Der Geist der Bretagne war stets eine Inspiration für ihre Forschungen.
Im Zusammenspiel von medizinischem, spirituellem und systemischem Wissen entstand im Laufe der Jahre die Ahnenmedizin.
Dadurch veränderte sich der Fokus der Arbeit so sehr, dass sich beide jetzt ganz und gar auf die Ausgestaltung der Ahnenmedizin in Wort und Tat konzentrieren.
Ihr Lebensmittelpunkt ist mittlerweile das Finistère in der Bretagne.
Dort - am Ende der Welt - gestalten sich die Bücher dieser Reihe und Ausbildungen zum Thema.

Die Ahnenmedizin beruht auf der Arbeit mit den Kartensets Makrokosmos und Mikrokosmos (jeweils 108 Karten mit je zwölf „Wesesen" pro Lebensfeld und inzwischen sechs Zusatzkarten), der systemischen Zuordnung von Phänomenen und Gefühlen in ein Feld von neun Lebensfeldern (wobei dieses Buch vom Lebensfeld „Seelenebene-Zeit" - den Sternzeichen handelt), sowie der Einbeziehung des Körpers mit allen seinen Phänomenen in die neun Lebensfelder und die Energien der Karten (organ-e-motion).

Alle Informationen zu Ausbildung und Beratung finden Sie auf der Webseite: www.heilundkunst.de.
Youtube: heil und kunst Alias: @kim.fohlenstein

Überblick der Schriftenreihe

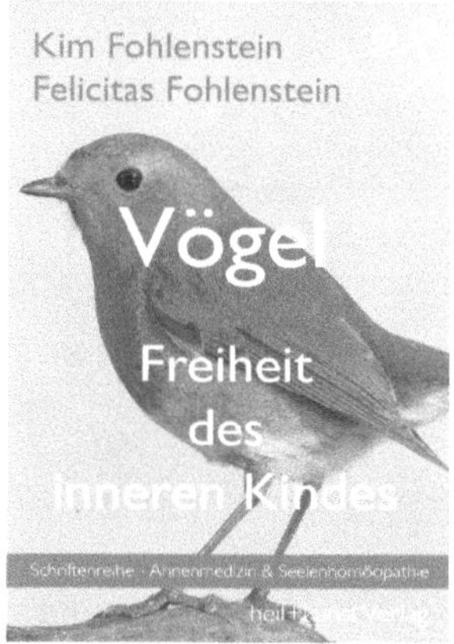

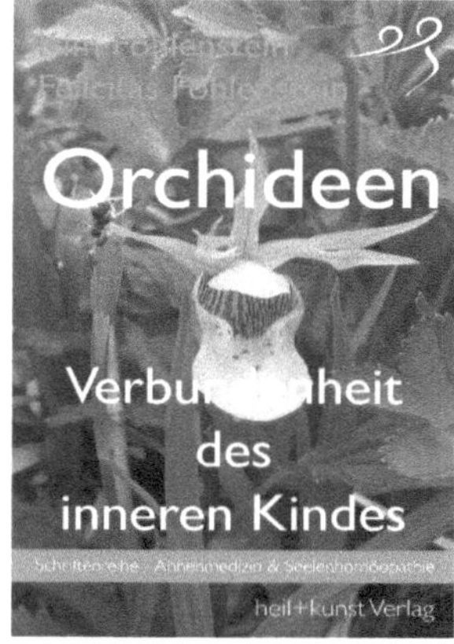

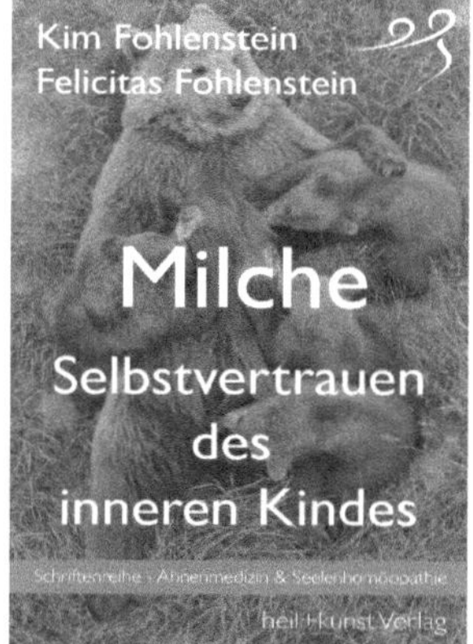

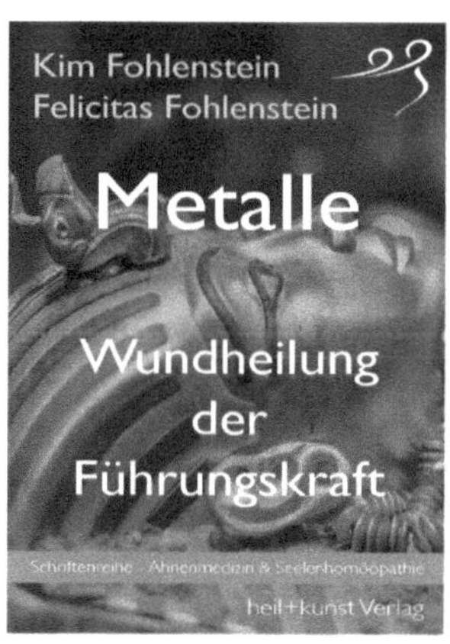

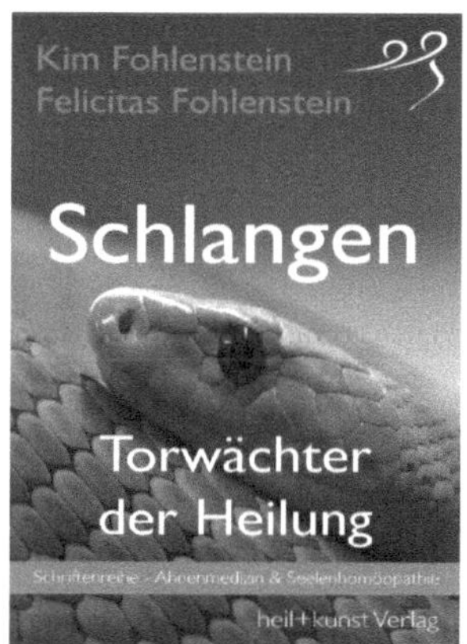

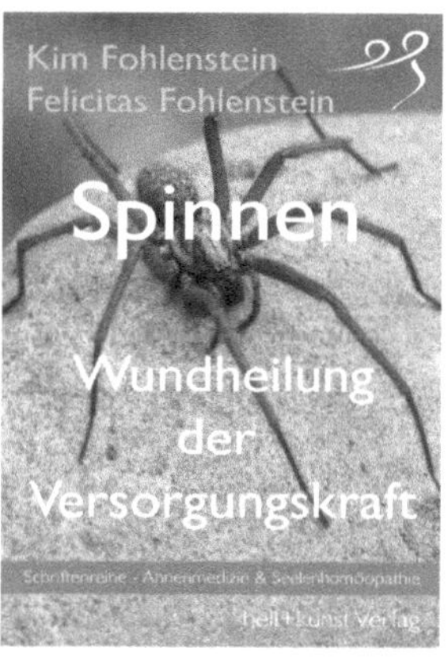

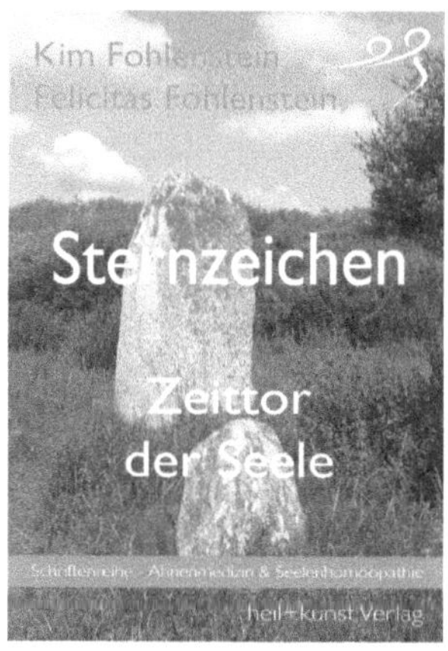

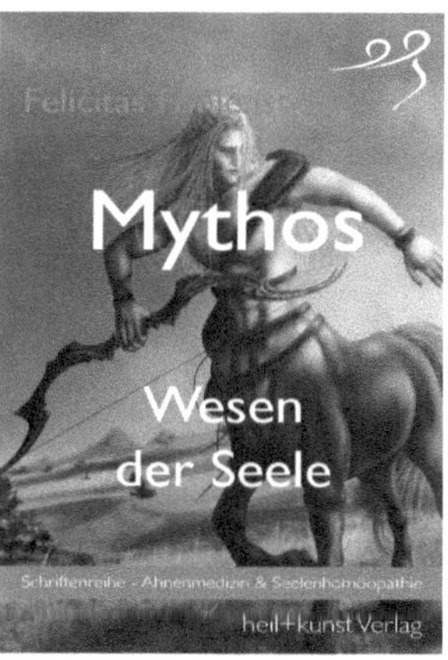

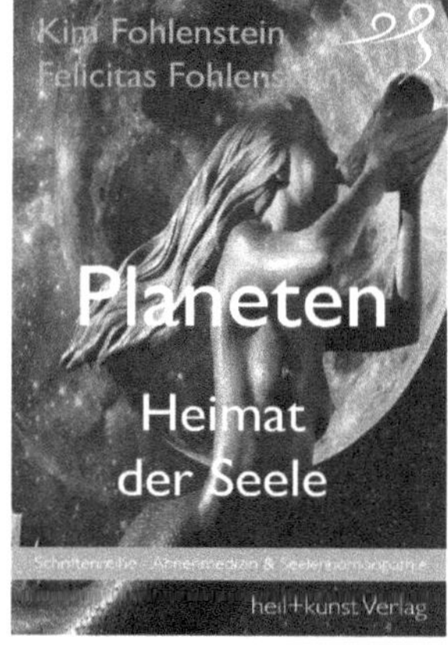

Quellen

- Homöopathie-Vorträge der heil+kunst Heilpraktikerschule Darmstadt 2005-2017
- Homöopathie-Aufstellungen der heil+kunst Heilpraktikerschule Darmstadt 2005-2017
- Seminare zur Ahnenmedizin der heil+kunst Heilpraktikerschule Darmstadt 2015-2017
- Ahnenmedizinische-Aufstellungen der heil+kunst Heilpraktikerschule Darmstadt 2005-17
- Seminar: Vögel, Spinnen und Metalle der heil+kunst Heilpraktikerschule Darmstadt 2014
- Vorträge zur Ahnenmedizin der heil+kunst Heilpraktikerschule Darmstadt 2010-2017
- Skript der Homöopathie-Ausbildung der heil+kunst Heilpraktikerschule Darmstadt
- Symbolische Materia medica, Martin Bomhardt, Verlag Homöopathie+Symbol 1999
- Orchideen in der Homöopathie, Louis Klein, Narayana Verlag 2015

Bilder

Fotolia:
Orchis simia – mdalla
Brassavola acaulis – photosite
Disa – Alex Bond-Smith
Pleione – C.Plischek
Phalaenopsis – siagor
Vanilla – Aniko G. Enderle

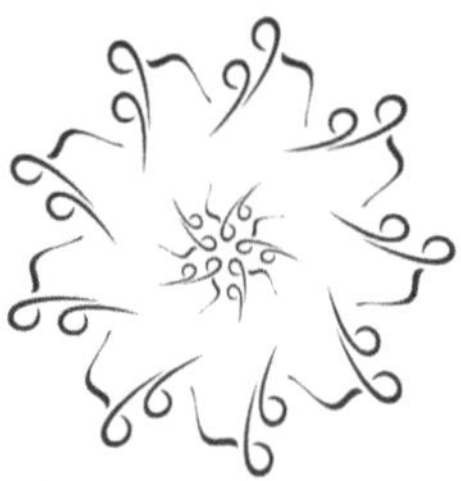

Shutterstock:
Orchis mascula – Raymond Llewellyn
Dendrobium speciosum – Paul Atkinson
Spiranthes – Cosmin Manci
Cypripedium – Hjochen
Encyclia – Freya-photographer
Calypso – Todd Boland
Verbundenheit – Pictureguy

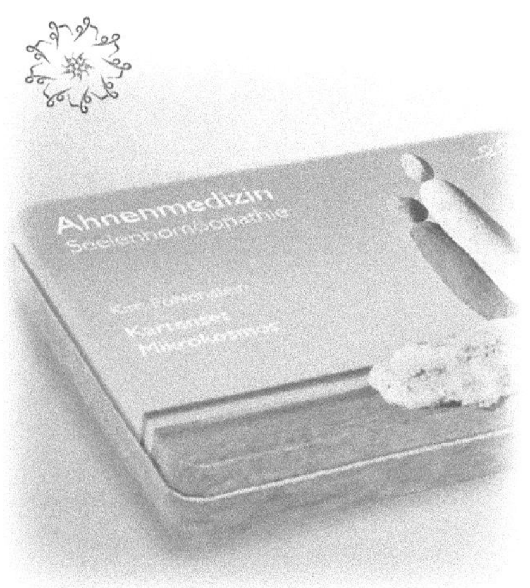

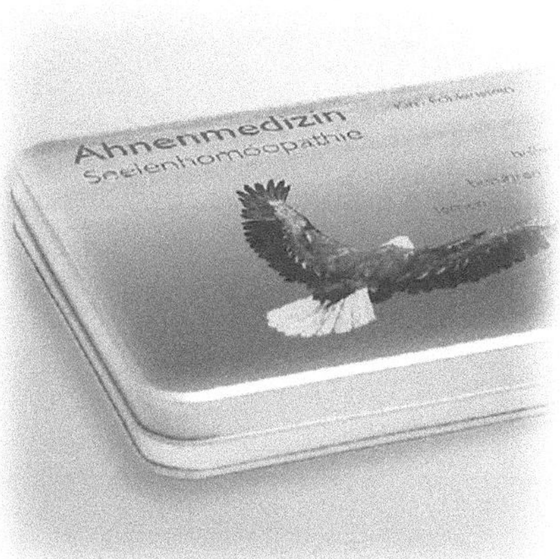

Kim Fohlenstein

Ahnenmedizin

Seelenhomöopathie

Kartenset Mikrokosmos

ISBN: 978-3-946812-02-9

59,95 €

Kim Fohlenstein

Ahnenmedizin

Seelenhomöopathie

Kartenset Makrokosmos

ISBN: 978-3-946812-00-5

59,95 €

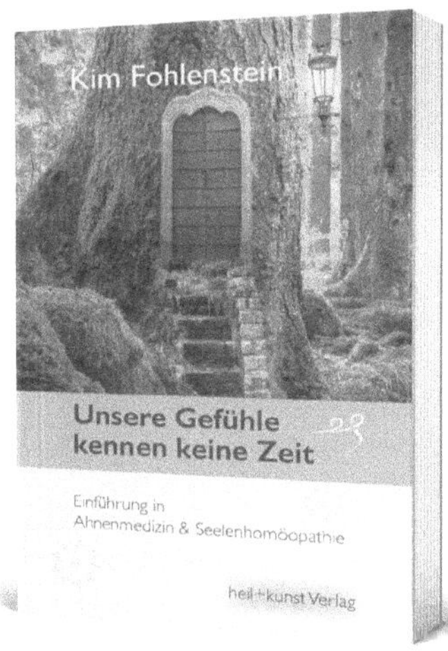

Kim Fohlenstein

Unsere Gefühle kennen keine Zeit

Einführung in

Ahnenmedizin & Seelenhomöopathie

ISBN 9783946812166

18,-€